PRÉCIS

DE

TECHNIQUE MICROSCOPIQUE

DE L'ŒIL

PRÉCIS

DE

TECHNIQUE MICROSCOPIQUE

DE L'ŒIL

PAR MM.

A. MONTHUS
Chef du laboratoire de la
clinique ophtalmologique de la Faculté
de médecine de Paris.

OPIN
Préparateur à la
clinique ophtalmologique de la Faculté
de médecine de Paris.

ACCOMPAGNÉ DE

14 figures dans le texte et 2 planches hors texte

———

AVEC UNE PRÉFACE DE

M. le Professeur DE LAPERSONNE

———

PARIS

ASSELIN ET HOUZEAU

LIBRAIRES DE LA FACULTÉ DE MÉDECINE

PLACE DE L'ÉCOLE-DE-MÉDECINE

——

1903

CORBEIL. — IMPRIMERIE ÉD. CRÉTÉ.

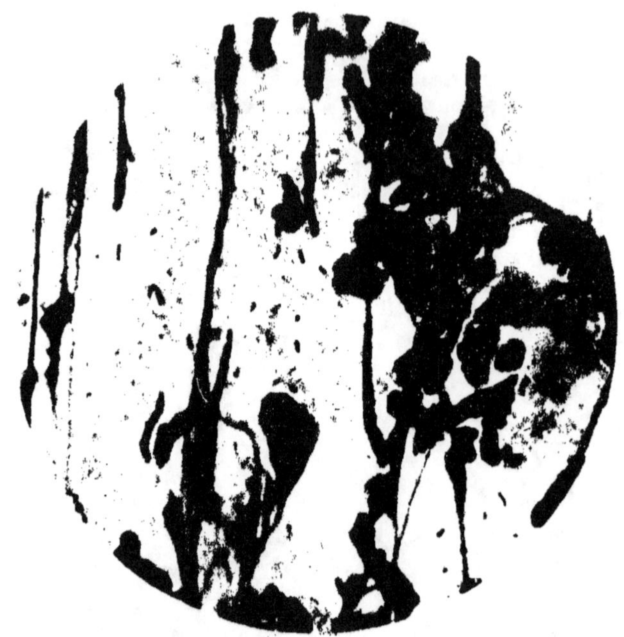

Cliché Monpillard   Phototypie Berthaud

Bacille de Weeks

Grossissement = 1.000 diamètres

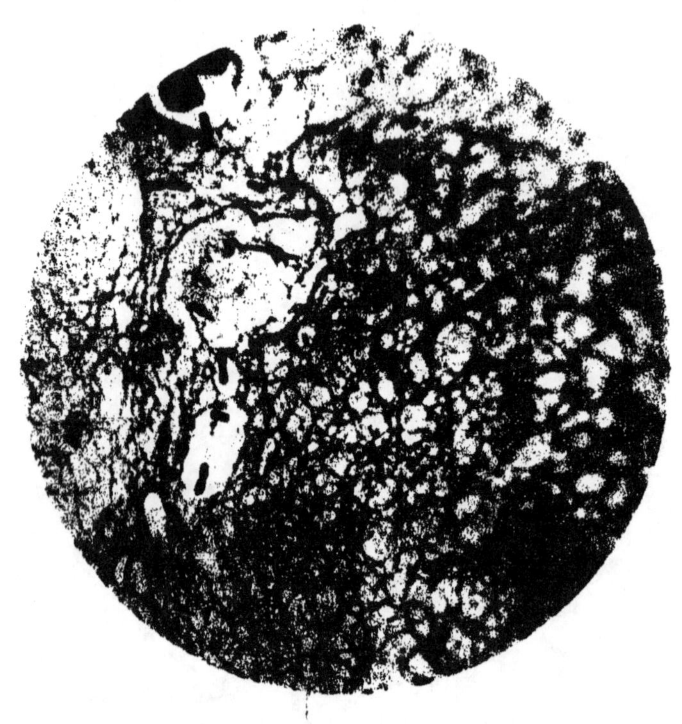

Cliché Monpillard

Phototypie Berthaud

Diplobacille de Morax

Grossissement = 1.000 diamètres

PRÉFACE

Le médecin qui aspire à devenir oculiste doit, à l'heure actuelle, étudier d'une façon approfondie tout ce qui concerne le côté technique de notre science ophtalmologique, sous peine d'infériorité très marquée qui le rendrait incapable de lutter.

A côté de la clinique, c'est-à-dire de l'observation des malades, que rien ne saurait remplacer, *dont il faut se garder d'affaiblir l'importance*, l'aspirant oculiste doit fréquenter assidûment le laboratoire. C'est pour cela que lorsque j'ai créé à la Clinique Ophtalmologique de l'Hôtel-Dieu, un Cours de perfectionnement à l'usage des médecins français et étrangers désirant se spécialiser, je l'ai divisé en trois parties : technique opératoire, technique optique, technique bactériologique et anatomo-pathologique. Dans cette dernière partie, MM. Monthus et Opin ont été mes dévoués collaborateurs. Ils étaient donc parfaitement qualifiés pour présenter ce *Précis de technique microscopique de l'œil*.

La tâche était loin d'être facile, en raison de l'importance, de jour en jour plus grande, des travaux sur la matière. Plus qu'aucun autre organe, l'œil a largement bénéficié des perfectionnements apportés aux études histologiques et bactériologiques. Pour ne citer qu'un exemple, c'est grâce à l'application des nouvelles méthodes névrologiques que Dogiel et Cajal ont pu préciser la valeur des différents éléments histologiques de la rétine, remplaçant ainsi par un schéma des plus simples les descriptions si contradictoires et si confuses des anciens auteurs. Malheureusement l'exposé de ces nouvelles méthodes ne se trouve dans aucun de nos traités classiques et l'on est presque toujours dans l'obligation de recourir pour leur étude à des mémoires séparés ou à des publications étrangères.

Exposer d'une façon méthodique les procédés techniques dont nous disposons pour étudier la bactériologie et l'histopathologie des différentes parties de l'œil, guider le choix du débutant vers le meilleur procédé en lui évitant de grandes pertes de temps et de fréquents insuccès, lui donner quelques brèves formules auxquelles il se reportera à chaque instant, tel est le but poursuivi par MM. Monthus et Opin. — La lecture des bonnes feuilles de ce petit livre me permet de dire qu'il ont pleinement réussi grâce à des divisions judicieuses, grâce à une exposition très claire, en même temps que très sobre, grâce enfin à d'excellentes figures.

A la fin du volume, on trouvera un certain nombre de planches, reproduisant directement des préparations microscopiques par la photomicrographie, dues au talent de M. Monpillard. Les auteurs n'ont certes pas eu la pensée de donner là un Atlas d'anatomie pathologique de l'œil. Mais ayant souvent constaté l'embarras du débutant lorsqu'il s'agit d'interpréter une préparation microscopique, ils ont voulu lui fournir des termes de comparaison en lui donnant quelques exemples choisis parmi les plus typiques. Tout cela est fort bien présenté dans le volume édité par la maison Asselin et Houzeau.

En somme, œuvre très utile pour l'*Enseignement ophtalmologique* et dont je félicite cordialement MM. Monthus et Opin.

Paris, 26 octobre 1902.

F. DE LAPERSONNE.

PRÉCIS

DE

TECHNIQUE MICROSCOPIQUE DE L'ŒIL

PREMIÈRE PARTIE

BACTÉRIOLOGIE

CHAPITRE PREMIER

NOTIONS DE BACTÉRIOLOGIE OCULAIRE

SOMMAIRE

Manière de recueillir une sécrétion conjonctivale. — Colorants et réactifs usuels.

Principaux procédés permettant de caractériser un germe :

    A. — Coloration sur lame.

    B. — Culture.

    C. — Inoculation à l'animal.

    A. — Coloration simple. — Coloration par la méthode de Gram.

B. — Cultures.
>   Milieux de cultures usuels. — Bouillon peptonisé,
>   gélose, gélose-ascite, gélatine, sérum.
>   Ensemencement et isolement des germes sur gélatine,
>   sur gélose. — Repiquage.
C. — Inoculation à l'animal.
>   Généralités.
>   Préparation de la matière à inoculer. — Siège de
>   l'inoculation : sous-cutanée ; — intra-péritonéale ;
>   — dans la chambre antérieure.

Laissant ici volontairement de côté la description des instruments et des appareils employés
dans les laboratoires, nous examinerons la méthode à suivre pour recueillir et caractériser les
germes que l'on observe le plus fréquemment en
pathologie oculaire.

D'une façon générale nous avons à notre disposition trois procédés pour caractériser un
germe :

1° L'examen direct sur lame avec ou sans coloration ;

2° La culture ;

3° L'inoculation.

Nous prendrons comme type de recherches
bactériologiques l'examen d'une sécrétion conjonctivale. Plusieurs procédés peuvent être utilisés.

D'une façon très simple, abaissant d'une main
la paupière inférieure, on va avec le fil de platine, flambé préalablement, recueillir dans le cul-
de-sac conjonctival un peu de sécrétion, de préférence les parties épaisses, flocons fibrineux,
exsudats pseudo-membraneux. Cette sécrétion

est alors portée sur une lame et étalée soigneusement ; on la laisse sécher à l'air et on fixe en passant trois ou quatre fois à la flamme du bec de Bunsen ou d'une lampe à alcool. On procède alors à la coloration.

Dans les cas où la sécrétion n'est que peu abondante, on devra recourir à des procédés un peu plus compliqués. Suivant la méthode indiquée par Dubief, on prend un stylet boutonné analogue aux stylets de trousse, et on enroule autour de la petite boule qui le termine une très légère couche de ouate hydrophile, juste suffisante pour essuyer la surface de la muqueuse. On prépare un certain nombre de ces petits balais qu'on place dans un tube et qu'on aseptise à l'étuve à 160°. Pour recueillir la sécrétion à ensemencer, on renverse le bord palpébral avec la main gauche et avec le stylet tenu de la main droite, on balaie rapidement le cul-de-sac en priant le malade de regarder, suivant le cas, en haut ou en bas.

On arrache la petite boule de coton avec une pince flambée et on la projette dans un tube de bouillon que l'on agite vigoureusement et où elle se dissocie après quelques minutes. On procédera avec ce tube à l'ensemencement d'autant de tubes de gélatine ou de gélose qu'il est nécessaire.

COLORANTS ET RÉACTIFS

Dans la pratique courante, le nombre des colorants indispensables pour l'étude des germes des sécrétions conjonctivales est très restreint. Trois solutions seulement sont nécessaires :

1° La solution de violet de gentiane phéniqué :

Violet de gentiane............	1 gramme.
Alcool à 90°...................	10 cent. cubes.
Acide phénique..............	2 grammes.
Eau distillée.................	100 —

2° La solution de Lugol :

Iode.........................	0gr,25
Iodure de potassium..........	1gr,25
Eau distillée.................	100 grammes.

Ces deux solutions sont indispensables pour pratiquer la coloration par la méthode de Gram.

3° La solution de fuchsine phéniquée de Ziehl :

Fuchsine..................	1 gramme.
Alcool à 90°...............	10 cent. cubes.
Acide phénique............	2 grammes.
Eau distillée...............	100 —

Cette solution colore en rose les corps protoplasmiques, en rouge sombre les noyaux et les microbes. Elle est extrêmement utile pour la recherche du bacille de Weeks. On l'emploie alors diluée :

Solution de Ziehl............	1 cent. cube.
Eau distillée.................	10 cent. cubes.

Préparer au moment du besoin. Filtrer.

Ces trois solutions nous permettent de colorer tous les microbes qui existent dans les sécrétions conjonctivales.

D'autres solutions, sans être indispensables, trouvent leurs indications.

Bleu de Löffler

Solution alcoolique concentrée de bleu de méthylène.	30 cent. cubes.
Eau distillée...................	100 —
Potasse caustique à 1 p. 100.	1 cent. cube.

S'altère rapidement.

Thionine phéniquée (Nicolle) :

Thionine....................	1 gramme.
Acide phénique neigeux.....	2 grammes.
Alcool absolu..............	10 cent. cubes.
Eau distillée......	100 —

Solution donnant des préparations très nettes de couleur violet foncé. Convient très bien pour la coloration du gonocoque.

Bleu phéniqué (Kühne) :

Bleu de méthylène	1 gramme.
Alcool à 90° p. 100.........	10 cent. cubes.
Acide phénique neigeux.....	2 —
Eau distillée..............	100 —

A. — **Coloration des préparations.**

Coloration simple. — On colore la préparation en versant sur elle à l'aide d'un flacon compte-gouttes un peu de solution colorante que l'on laisse agir pendant deux à cinq minutes. On lave ensuite sous un filet d'eau ; on laisse sécher et on examine avec l'objectif à immersion. On peut aussi ajouter une goutte de baume et recouvrir d'une lamelle.

Sur les préparations de sécrétion conjonctivale, on trouvera en général de grandes cellules à noyau volumineux fortement coloré ; ce sont des cellules épithéliales desquamées ; des leuco-cytes polynucléaires ; des filaments de fibrine ; des globules rouges. Les seuls cas où l'on ne trouve que peu ou pas de leucocytes corres-pondent aux états congestifs de la conjonctive qui accompagnent certaines lésions de la cornée, de l'iris et du corps ciliaire, et encore ce fait ne peut-il être considéré comme un caractère diffé-rentiel absolu. Ce qui donne son importance à l'examen microscopique, c'est donc avant tout la présence ou l'absence des éléments parasitaires (Morax).

Dans la grande majorité des cas cliniques, l'examen direct sur lame des sécrétions conjonc-tivales sera presque toujours suffisant. Le nombre des saprophytes de la conjonctive normale est toujours assez restreint pour ne pas gêner dans les préparations le diagnostic du germe que l'on recherche. Par la culture, au contraire, tous les saprophytes se développent avec la plus grande facilité et leur isolement devient parfois très difficile.

Coloration par la méthode de Gram. — La méthode de Gram est basée sur la propriété des solutions d'iode de former avec les couleurs basiques d'aniline un composé iodé ayant une affinité très grande pour certaines bactéries et très faible pour d'autres ; il en résulte que si l'on fait agir l'alcool absolu sur les microbes ainsi traités, ceux de la première catégorie résistent à la décoloration ; les autres, au contraire, se décolorent ; on dit des uns qu'ils prennent le Gram ; des autres qu'ils ne prennent pas le Gram.

La méthode de Gram se compose des manipulations suivantes :

1° Coloration de la lame pendant une minute environ par le violet de gentiane phéniqué ;

2° Rejeter l'excès de matière colorante et *sans laver*, faire agir le liquide de Lugol pendant trente secondes environ. La préparation prend une teinte brune ;

3° Décoloration par l'alcool absolu pendant vingt à soixante secondes suivant le cas ;

4° Laver à l'eau. Sécher ;

5° Recolorer le fond à l'éosine (ce dernier temps n'est pas indispensable).

Le temps le plus délicat réside dans la décoloration par l'alcool absolu, qui tout en exigeant une action assez marquée ne devra pas être trop prolongée au risque de produire une décoloration totale.

Les germes qui prennent le Gram restent colorés en violet.

Nous donnons ici une classification (basée sur cette méthode) des germes que l'on rencontre le plus fréquemment en pathologie oculaire.

Microbes prenant le Gram :

Bacille de Löffler.
Bacille du xérosis.
Pneumocoque.
Streptocoque.
Staphylocoque.
Diplobacille de Morax.

Microbes ne prenant pas le Gram :

Bacille de Weeks.
Gonocoque.
Pneumobacille de Friedländer.

B. — **Cultures**.

L'examen par coloration est quelquefois insuffisant pour caractériser un germe ; on devra dans
ce cas avoir recours aux cultures.

A propos de chacun des germes que nous
étudions plus loin, nous indiquerons les milieux
et les conditions les plus favorables à leur développement. Mais nous pouvons remarquer que
les germes que l'on rencontre le plus fréquemment
en bactériologie oculaire (bacille de Weeks, diplobacille de Morax, pneumocoque) se cultivent de
préférence sur la gélose ascite et le sérum
coagulé. Aussi indiquerons-nous le mode de
préparation de ces milieux de cultures ainsi que
celui du bouillon.

Bouillon peptonisé. — Prendre 500 grammes
de viande de bœuf, débarrassée de la graisse, des
tendons et des aponévroses. La hacher et la faire
macérer pendant vingt-quatre heures dans un

litre d'eau froide. — Cuire le tout à feu doux pendant un quart d'heure tout en agitant avec une spatule. — Passer le tout à travers un linge propre. — Le liquide qui s'en écoule sera filtré à travers un filtre en papier épais et mouillé pour retenir la graisse. — Verser le bouillon dans un récipient et y ajouter 10 grammes de peptone sèche et 5 grammes de sel marin. Continuer à faire bouillir pour achever la dissolution de la peptone. — On doit alors neutraliser le liquide dont l'acidité serait impropre au développement des germes ; pour cela, on ajoute avec une pipette de petites quantités de solution de soude contenant 40 grammes de soude pour 1 000 grammes d'eau, jusqu'à ce que le bouillon donne au papier de tournesol une légère teinte bleue. — Verser alors le bouillon dans un ballon et le porter à l'autoclave à 115° pendant cinq minutes. Le liquide se trouble peu à peu par un dépôt de phosphates terreux ; on filtre et on répartit le filtrat dans des ballons ou des tubes à essai ; — on stérilise les tubes ou les ballons en les mettant à l'autoclave à 110° pendant un quart d'heure ; cette deuxième stérilisation doit être faite à une température inférieure à la première pour éviter une nouvelle précipitation de sels terreux.

Gélose. — On sait que la gélose est une algue qui possède la propriété de ne se liquéfier qu'à 60°, et peut par conséquent être mise à l'étuve à 37°. Elle se prête à l'addition d'un grand nombre de liquides. En bactériologie oculaire nous aurons très souvent à employer la gélose additionnée de liquide d'ascite que l'on prépare de la manière suivante :

Dans 100 centimètres cubes d'eau faire dissoudre à chaud 2 grammes de gélose. Filtrer. Répartir en tubes (5 centimètres cubes environ par tube). Stériliser à 120°.

Placer les tubes au bain-marie et les laisser refroidir à 40°. On ajoute à chaque tube un volume de sérosité ascitique égal au tiers du volume de la gélose. On mélange doucement en faisant tourner le tube entre les mains et on laisse refroidir en plaçant le tube sur un plan incliné.

Ces milieux sur gélose ascite sont les seuls sur lesquels Morax ait pu cultiver le bacille de Weeks. Ils sont aussi très utiles pour la culture du pneumocoque et du diplobacille de Morax.

Gélatine. — Les germes les plus intéressants que l'on observe en pathologie oculaire ne se cultivent qu'à 37° et ne peuvent par conséquent être ensemencés sur gélatine (bacille de Weeks, diplobacille de Morax, pneumocoque, gonocoque). D'autres, tels que le bacille de Löffler, ne poussent que très lentement sur ce milieu. D'ailleurs, d'une façon générale, la gélatine, en raison de son point de fusion très bas « convient mieux à la culture des saprophytes (microbes de l'eau et du sol) qu'à celle des pathogènes » (Nicolle et Remlinger). Aussi n'insisterons-nous pas sur un mode de culture que l'oculiste n'aura que peu fréquemment à employer. Nous rappellerons seulement que la gélatine fond à 25°, que certains germes la liquéfient et d'autres non, ce qui constitue entre eux un diagnostic; qu'on l'emploie tantôt dans des tubes (inclinés si l'on veut ensemencer par strie, droits si l'on veut ensemencer par piqûre); — tantôt dans des boîtes de Petri.

Sérum. — Certains microbes possèdent une affinité spéciale pour le sérum de certaines espèces animales. Ainsi le gonocoque pousse bien sur les milieux à sang humain ou sur la gélose ascite (Morax).

Le pneumocoque donne des cultures encapsulées dans le sérum liquide de lapin jeune (Griffon et Besançon).

Enfin le sérum préparé suivant les indications de Löffler donne de très bons résultats pour la culture du bacille de la diphtérie. On coule dans des boîtes de Petri trois parties de sérum liquide stérile et une partie de bouillon contenant :

Eau	1000	grammes.
Viande de bœuf	500	—
Peptone	20	—
Sel marin	5	—
Glycose	10	—
Alcaliniser légèrement.		

On coagule à 70 ou 75°.

Ensemencement et isolement des germes. — Dans le pus, les exsudats ou les sécrétions pathologiques, il existe très souvent des germes nombreux et variés; il importe de séparer ces germes les uns des autres de manière à pouvoir distinguer ceux qui ont une importance pathologique de ceux dont le rôle n'est qu'accessoire.

C'est ce qu'on se propose de faire en ensemençant les germes. On les dissémine ainsi à la surface des milieux de culture, cherchant à n'obtenir en certains points que des colonies peu nombreuses et peu confluentes. Les caractères de ces colonies et l'examen de leur contenu au microscope permettent de reconnaître à quels germes on a affaire. Au besoin, ces colonies pourront être repiquées sur d'autres milieux de culture.

Nous indiquerons sommairement la technique des ensemencements les plus courants.

Ensemencements sur gélatine. — Ils se font habituellement par piqûre; on s'arme d'un fil de platine droit que l'on a chargé d'un peu de la culture à ensemencer. On enlève le coton du tube et on en flambe l'ouverture. Tenant l'aiguille verticalement en l'air, on la coiffe avec le tube de gélatine renversé, on laisse l'aiguille s'enfoncer dans la gélatine jusqu'à la profondeur voulue et on la retire ensuite bien verticalement.

Ensemencements sur gélose. — Les ensemencements sur gélose en tubes inclinés se pratiquent en strie de la manière suivante. Avec l'anse de platine tenue de la main droite, on prélève un peu de la culture à examiner. Le tube de gélose est tenu de la main gauche.

On le débouche, on en stérilise l'ouverture à la flamme, on introduit jusqu'au fond du tube l'anse de platine, et on la ramène à soi en la promenant à la surface de la gélose. Le tube est rebouché et mis à l'étuve à 37°.

Isolement des germes. — L'isolement des germes n'est que l'application des méthodes que nous venons d'indiquer.

Un premier mode d'isolement réside dans la dilution.

Soit une culture contenant une certaine quantité de germes différents. On prélève un peu de cette culture avec une anse de platine et on dilue dans un centimètre cube d'eau rigoureusement stérilisée. Cette dilution est portée dans un tube de gélatine légèrement chauffé, on fait le mélange en inclinant et en redressant le tube brusquement, mais sans l'agiter. Le contenu du tube est réparti dans une boîte de Petri. Pour cela, on enlève le coton, on flambe l'ouverture du tube, on remet le coton en place et on laisse un peu refroidir, on enlève de nouveau le coton et on verse le contenu du tube dans la boîte de Petri. On place ensuite celle-ci sur une surface froide, on la met dans l'étuve à 23°. Il est évident que le nombre des colonies qui pousseront sur la gélatine sera d'autant moins grand que l'on aura dilué davantage, et il sera alors facile d'avoir par cette méthode des colonies très peu confluentes.

Un deuxième procédé consiste dans la séparation par épuisement.

On prend par exemple une boîte de Petri sur laquelle a été coulée de la gélose. On recueille un peu de la culture à examiner à l'aide du fil de platine. Tenant le fil de platine de la main droite, on entr'ouvre de la main gauche la boîte de Petri. On promène l'anse de platine à la surface de la gélose sur laquelle on trace une série de stries parallèles. Les dernières stries contiendront un nombre de germes beaucoup moins considérable que les premières.

Ou bien l'on peut se servir de tubes de gélose ou de sérum. C'est ce dernier procédé que l'on emploie pour l'isolement du bacille de Loffler.

On prend trois tubes de sérum solidifié, on prélève avec l'anse un peu de culture. On débouche un tube de sérum, on en flambe l'extrémité et, avec l'anse, on pratique à sa surface une strie d'ensemencement. On rebouche le tube ; on en débouche un second avec les mêmes précautions et, sans recharger l'anse de platine, on opère comme pour le premier tube. De même pour le troisième tube. On n'aura donc dans ce dernier tube que des colonies très peu nombreuses.

Repiquage. — Lorsque les colonies se sont développées, on en pratique l'examen. Avec une anse de platine on touche la surface d'une des colonies, s'aidant au besoin d'une forte loupe si celles-ci sont très petites. Avec cette anse de platine, on prépare des lames que l'on examine au microscope. Si on n'observe qu'une seule espèce microbienne, à l'état de pureté, l'isolement a réussi et il ne reste plus qu'à la réensemencer, à la *repiquer* sur des milieux appropriés. Si, au contraire, on trouve des espèces microbiennes mélangées, il faut refaire une nouvelle séparation des germes. On pratiquera alors trois ensemencements en stries sur trois tubes de gélose, suivant le procédé que nous avons indiqué plus haut et on mettra à l'étuve à 37°.

C. — **Inoculations aux animaux**.

Dans l'inoculation de cultures ou de produits pathologiques aux animaux on peut se proposer des buts très différents. Ou bien, et c'est le cas le plus fréquent, on veut connaître le degré de virulence d'un germe ; ou bien on veut restituer aux microbes certains caractères morphologiques qui leur faisaient défaut dans les cultures. On peut enfin chercher dans les inoculations à l'animal un procédé de renforcement ou d'atténuation des germes; — nous laisserons de côté cette dernière indication.

Les animaux que l'on emploie couramment pour les inoculations sont la souris blanche, le cobaye et le lapin; le chien beaucoup moins fréquemment. Ces animaux sont tous plus ou moins réceptifs à l'égard de certains germes, d'où l'indication d'employer tel ou tel animal suivant que l'on veut rechercher la virulence de tel ou tel microbe.

L'inoculation se fait le plus communément par injection ou par insertion. Dans le premier cas, les germes ont pour véhicule un liquide tel que le bouillon ou l'eau stérilisée ; dans le second cas, on fait pénétrer sous la peau ou dans le péritoine un fragment plus ou moins volumineux de tissu malade. Le premier procédé est le meilleur, car il nous renseigne beaucoup mieux que l'autre sur la quantité des germes que nous inoculons. Quel que soit le procédé employé, l'inoculation devra être faite dans les conditions d'asepsie les plus rigoureuses, sous peine de voir les résultats faussés par une infection secondaire de la plaie. La peau de la région inoculée sera savonnée, rasée, rincée avec de l'eau stérilisée ; les instruments bouillis, les mains aseptisées.

Pour les inoculations liquides, on emploiera des seringues stérilisables à l'eau bouillante : celle de Roux ou de Debove.

Préparation de la matière à inoculer. — Les substances liquides sont la plupart du temps des cultures en bouillon. On doit toujours, avant de pratiquer l'inoculation, s'assurer au microscope de l'absolue pureté de la culture employée.

Une petite quantité de la culture en bouillon

est versée dans un verre stérilisé; on en aspire avec la seringue la quantité voulue; on purge la seringue de l'air qu'elle contient en la retournant verticalement et en recueillant sur du papier filtré stérilisé qu'on brûle ensuite, les gouttes de culture qui s'écoulent de la seringue.

Les cultures sur milieu solide sont recueillies en chargeant avec une anse de platine et en diluant dans un peu d'eau ou de bouillon stérile. La seringue est ensuite remplie comme précédemment.

Les inoculations de produits pathologiques ne nécessitent pas d'autre précaution que de recueillir bien aseptiquement ces tissus qui seront au besoin lavés avec de l'eau stérilisée avant d'être inoculés.

Siège de l'inoculation. — *Inoculation sous-cutanée*. — C'est le mode d'inoculation le plus courant. C'est celui que l'on emploie de préférence lorsqu'on injecte une culture à laquelle l'animal est très sensible, ainsi le pneumocoque à la souris.

La région étant rasée et aseptisée, on fait, s'il s'agit d'une injection liquide, un pli à la peau entre le pouce et l'index. On enfonce l'aiguille à la base de ce pli. On pousse l'injection et on retire l'aiguille. S'il s'agit de l'insertion d'une substance solide, on la pratique au niveau du pli de l'aine, là où la peau est très lâche. On fait au bistouri une petite incision; avec la sonde cannelée, on décolle le tissu cellulaire et on introduit le fragment le plus profondément possible à l'aide d'une pince flambée. La peau est suturée.

Inoculation intra-péritonéale. — Elle est surtout indiquée lorsqu'on veut obtenir un exsudat abondant, facile à prélever. — Elle nécessite l'emploi de produits purs, sans quoi l'animal succomberait à une péritonite banale. Enfin, en pratiquant l'inoculation, on doit se préoccuper de ne pas perforer l'intestin.

La région abdominale antérieure étant savonnée et rasée sur un espace de quelques centimètres carrés, on fait entre le pouce et l'index gauches un pli ne comprenant que la peau et les muscles. On traverse ce pli de part en part avec l'aiguille. On retire alors celle-ci de façon à ce que la pointe se trouve dans la cavité abdominale, ce que l'on reconnaît aux mouvements de latéralité que l'on peut imprimer à l'aiguille. On pousse alors l'injection.

Si l'on veut inoculer un fragment de tissu solide, on devra pratiquer une incision à la peau le long de la ligne blanche, à l'aide du bistouri. On coupe l'aponévrose aux ciseaux et, saisissant avec deux pinces les lèvres de l'ouverture, on introduit dans la cavité péritonéale le fragment de tissu à inoculer. On suture l'aponévrose, puis la paroi.

Inoculation dans la chambre antérieure de l'œil. — L'inoculation dans la chambre antérieure de l'œil, pratiquée pour la première fois par

Conheim, est un procédé sûr et élégant, très recommandable toutes les fois que l'on veut mettre en évidence la nature tuberculeuse d'un produit pathologique.

Il est très simple de délayer ce dernier dans de l'eau stérilisée et de pratiquer l'injection à la seringue dans la chambre antérieure en piquant la cornée en un point quelconque au voisinage du limbe. Nous préférons, lorsqu'il s'agit de produits d'une certaine dimension, procéder de la façon suivante :

L'animal, le lapin ordinairement, est solidement fixé sur la planchette à contention. Après cocaïnisation préalable, on place un blépharostat. On fait alors à la pique une incision aussi petite que possible à la partie supérieure de la cornée. L'humeur aqueuse s'échappe. On introduit alors avec beaucoup de précautions une petite pince à mors plats, chargée du produit à inoculer. On prend soin de pousser ce produit jusqu'à la partie la plus inférieure de la chambre antérieure. Dans toutes ces manœuvres, il faut prendre grand soin de ne pas blesser le cristallin. La suture de la cornée n'est pas nécessaire.

On fera suivre cette inoculation de la suture des paupières avec ou sans avivement du bord palpébral.

Suivant les recommandations de notre maître, M. le professeur de Lapersonne, nous avons soin de compléter l'opération par la suture de l'oreille à la peau du nez de l'animal.

A propos de la tuberculose oculaire, nous reviendrons plus loin sur l'évolution des lésions et nous donnerons dans la planche III, une de nos préparations montrant le résultat d'une inoculation dans la chambre antérieure de l'œil d'un lapin.

CHAPITRE II

BACTÉRIOLOGIE DE LA CONJONCTIVE NORMALE

A. — **Généralités**

Sans entrer dans l'analyse détaillée des travaux des différents observateurs qui ont étudié la bactériologie de la conjonctive normale, nous nous bornerons seulement à indiquer les conclusions qu'il est permis d'en tirer.

Bactéries pathogènes de la conjonctive normale. — Gombert, en 1889, ensemençant sur gélatine la sécrétion conjonctivale normale, admet qu'il n'existe que très peu de microbes sur les conjonctives saines. Si l'on trouve souvent par la culture des bactéries pathogènes, il s'agit là de contaminations purement accidentelles. Les personnes qui vivent en commun dans les mêmes milieux (hôpitaux, laboratoires) présentent aux mêmes époques les mêmes bactéries dans leurs culs-de-sac conjonctivaux.

Pour Morax, les ensemencements se sont toujours montrés négatifs au point de vue du staphylocoque doré et du streptocoque. Il n'a même jamais rencontré le staphylocoque doré dans les nombreux cas de conjonctivite aiguë contagieuse qu'il a étudiés ; il ne l'a trouvé que chez des malades atteints de kératite phlycténulaire. On rencontre, il est vrai, sur la conjonctive normale, comme l'avait déjà indiqué Fick, un coccus qui, cultivé sur gélose, donne des colonies blanches, mais il serait exagéré de l'identifier au staphylococcus albus ; il ne s'agit là que d'une variété passée à l'état saprophytique.

Gasparrini, en 1897, a examiné la sécrétion de cent conjonctives, cliniquement normales, chez des individus pris dans les classes les plus différentes de la société. Il a trouvé :

5 fois sur 10 le staphylocoque blanc ;

15 fois sur 100 le streptocoque ;

8 fois sur 10 le pneumocoque.

Comme Morax, Cuénod, à la suite de recherches faites au laboratoire de l'Hôtel-Dieu, admet que les diverses espèces de cocci que la culture décèle sur la conjonctive normale ne sont que des saprophytes.

Si les conclusions de certains observateurs sont différentes de celles de Morax et de Cuénod cela tient à ce qu'on considère parfois comme normales des conjonctives présentant des états inflammatoires subaigus, liés à des altérations des voies lacrymales et peu appréciables à l'examen clinique. Pour le streptocoque, il est absolument démontré que sa présence sur la conjonctive dépend toujours d'un rétrécissement ou d'un état inflammatoire des voies lacrymales. De même, le pneumocoque existe souvent à l'état saprophytique sur la muqueuse nasale; grâce à la communication établie par le canal lacrymo-nasal entre la muqueuse pituitaire et la muqueuse conjonctivale, il n'y a rien d'étonnant à ce qu'on retrouve le pneumocoque sur cette dernière.

Dans le même ordre d'idées, Terson et Gabriélidès ont établi que le microbe décrit par Löwenberg dans les fosses nasales des ozéneux se retrouve dans la moitié des cas sur la conjonctive de ces malades, même lorsque celle-ci paraît saine en apparence.

D'ailleurs, comme Gombert l'avait pensé avec raison, l'air contient en suspension des germes pathogènes; ils se déposent sur la conjonctive où nous les décelons à l'aide de cultures; — dirons-nous que ces germes appartiennent à la conjonctive normale? Évidemment non; il n'y a là qu'une contamination purement accidentelle, absolument semblable à celle que Strauss a décrite chez des étudiants fréquentant des services de tuberculeux et présentant des bacilles de Koch dans leurs fosses nasales.

Nous sommes donc autorisés à conclure que dans la grande majorité des cas, il n'existe pas de bactéries pathogènes sur la conjonctive normale; lorsqu'on en trouve, elles doivent être rapportées, soit à une contamination extérieure et accidentelle; soit à l'existence d'un état inflammatoire plus ou moins prononcé des organes voisins (sol ciliaire, voies lacrymales, fosses nasales).

Bactéries saprophytes. — On sait que les travaux de Kütschbert et Neisser (1883), ont démontré l'existence dans certains états pathologiques de la cornée et de la conjonctive d'un bacille qu'ils désignent sous le nom de bacille du xérosis.

Ce bacille retrouvé depuis par beaucoup d'observateurs a été considéré par eux comme un saprophyte absolument constant, tandis que d'autres tels que Gasparrini en niaient l'existence sur la conjonctive saine.

Pour Gelpke, l'existence ou l'absence de germes sur la conjonctive est liée aux conditions sociales des sujets examinés et cet auteur conclut que la conjonctive saine est absolument stérile.

La raison de ces contradictions s'explique aisément. Beaucoup d'observateurs ne se servent pour cultiver les germes de la conjonctive que d'agar peptonisé. Or, Frankel a montré que c'est un milieu insuffisant pour la culture du bacille du xérosis. Axenfeld a reconnu de son côté que seuls les ensemencements sur sérum sanguin coagulé, maintenu à 37°, peuvent donner des résultats constants pour la présence du bacille du xérosis.

Et de fait, les recherches récentes de Lawson, de Heinersdorff, de Axenfeld sont là pour montrer la grande fréquence de ce bacille.

Lawson ayant ensemencé la sécrétion de 200 conjonctives normales trouve 115 fois le bacille du xérosis.

Heinersdorff le rencontre dans 80 p. 100 des cultures examinées.

Axenfeld et Uhthoff l'ont trouvé presque sans exception sur toutes les conjonctives normales.

On est donc autorisé à admettre qu'il existe presque constamment des bacilles saprophytes sur la conjonctive saine; ce sont les bacilles dits du xérosis.

Nous allons étudier en détail la morphologie et les caractères de culture de ces bacilles.

B. — **Bacille du xérosis.**

(Synonyme. — *Bacille massué.* — *Bacille du chalazion de Deyl.*)

Comme nous l'avons déjà vu, les recherches les plus récentes de Lawson, de Heinersdorff, de Axenfeld ont établi la grande fréquence du bacille du xérosis sur la conjonctive normale. Ce bacille existe aussi en quantités considérables dans tous les cas de conjonctivite avec augmentation notable de la sécrétion; dans les conjonctivites aiguës à bacille de Weeks on le rencontre d'une façon si constante que Weeks pendant très longtemps n'a pu arriver à obtenir des cultures pures de son bacille. On le trouve également dans les conjonctivites phlycténulaires des enfants, voire même dans le chalazion, ce qui l'a fait décrire à tort par Deyl sous le nom de bacille du chalazion. Enfin dans beaucoup de conjonctivites à pseudo-membranes, le bacille du xérosis se multiplie avec la plus grande facilité. La connaissance précise des caractères de ce bacille est donc nécessaire, si l'on veut éviter de regrettables confusions avec le bacille de Löffler.

Morphologie. — Le bacille du xérosis se présente sous forme de bâtonnets de grandeur variable (4 μ en général), deux fois plus longs que larges, plus épais à une de leurs extrémités (d'où le nom de bacilles massués), ils se colorent très bien par toutes les couleurs d'aniline; ils prennent le Gram ; sur les préparations, ils sont fréquemment disposés en rosettes, en palissades et ont une grande tendance à se segmenter.

Cultures. — D'une façon générale, le bacille du xérosis se développe sur les mêmes milieux de culture que le bacille de Löffler mais son développement est toujours moins abondant.

D'ailleurs, il présente une vitalité variable sur les divers milieux; même sur celui qui lui est le plus favorable, le sérum sanguin, il peut dans beaucoup de cas n'avoir qu'un développement très tardif (de 4 à 8 jours) ou parfois même ne pas se développer du tout.

En bouillon, les tubes restent clairs, à peine s'il se dépose quelques fins flocons sur la paroi ou le fond du tube. Le bouillon n'est que très peu acidifié et l'acidité diminue au bout du septième jour. Sur gélatine à 18° pas d'accroissement.

Sur agar à 37° l'accroissement ne se produit qu'au bout de trois à quatre jours et c'est ce qui explique que différents auteurs, qui n'avaient employé que ce milieu, aient pu nier l'existence du bacille du xérosis sur la conjonctive normale. Les colonies sont analogues à celles du bacille de Löffler mais très sèches, grisâtres et peu confluentes.

Le sérum sanguin coagulé à 37° constitue le meilleur milieu de culture ; — l'accroissement se fait au bout de dix-huit à vingt-quatre heures ; — les colonies ont les mêmes caractères que sur agar.

Les bacilles ont une grandeur très variable suivant le milieu employé ; — tandis que sur le sérum les bacilles ont la forme que nous avons décrite plus haut, sur agar, ce sont de petits bâtonnets à peine plus longs que larges, faisant à première vue l'impression de coccus. Ces cultures repiquées sur sérum donnent d'ailleurs au bout de vingt-quatre heures des cultures de bacilles à forme plus allongée.

INOCULATIONS. — Enfin, caractère essentiel, les bacilles du xérosis sont inoffensifs pour le cobaye, ne produisant ni réaction générale, ni réaction locale, quelle que soit la quantité de culture injectée.

Diagnostic du bacille du xérosis avec le bacille de Löffler. — L'ensemble de ces caractères nous montre qu'on pourra hésiter fréquemment entre le bacille diphtéritique et le bacille du xérosis. Or, l'intérêt qui s'attache à ce diagnostic n'est pas purement théorique ; dans tous les cas de conjonctivite pseudo membraneuse à bacilles de Löffler, nous devrons sans retard instituer le traitement par le sérum de Roux.

Possédons-nous des caractères nous permettant de distinguer le bacille de Loffler du bacille du xérosis ?

Au point de vue morphologique, ces caractères

sont très incertains ; on a bien indiqué chez les bacilles du xérosis une disposition en rosettes, tandis que les bacilles de Löffler sont répartis plus *irrégulièrement* dans les préparations ; c'est bien peu pour permettre de poser un diagnostic en toute certitude ; de plus, suivant les milieux de culture, les bacilles du xérosis peuvent, comme on l'a vu, présenter de grandes variations.

Au contraire, les caractères de culture nous permettent de tirer des conclusions plus fermes ; nous les résumons dans le tableau suivant :

BACILLE DE LÖFFLER.	BACILLE DU XÉROSIS.
Culture en bouillon neutre ou un peu alcalin.	
Le bouillon est troublé plus ou moins rapidement.	Le bouillon reste clair ; à peine quelques petits flocons sur la paroi du tube.
L'acidité du bouillon se produit dès le premier jour et va s'élevant progressivement.	Le bouillon reste neutre ou très peu acide.
Culture sur sérum.	
Le développement se fait au bout de huit à dix heures.	Les colonies n'apparaissent guère avant vingt-quatre heures.
Colonies blanches, humides, très confluentes.	Colonies grisâtres, sèches et peu confluentes.

Enfin, l'inoculation sous la peau du cobaye, de un centimètre cube de culture en bouillon tranchera le diagnostic. S'il s'agit de diphtérie le cobaye succombe au bout de un à trois jours ; au contraire les cultures de bacille du xérosis n'amènent aucune réaction générale ou locale.

2.

Malheureusement, la constatation de ces caractères différentiels exige souvent plus de vingt-quatre heures, et l'on sait que l'injection de sérum de Roux est toujours d'autant plus efficace qu'elle est plus précoce. Aussi Neisser a-t-il cherché une réaction permettant de distinguer d'une façon plus rapide le bacille de Löffler du bacille du xérosis.

La réaction de Neisser est basée sur ce fait que les cultures de bacille de Löffler pratiquées sur sérum de veau et maintenues à l'étuve à 37° présentent au bout de dix à vingt heures, à leurs extrémités, des spores qui fixent avec élection le bleu de méthylène.

Au contraire, le bacille du xérosis ne présente guère cette sporulation avant vingt à vingt-deux heures.

Si l'on pratique l'examen dix heures après l'ensemencement, on aura donc un moyen pratique de distinguer les deux espèces de bacilles.

La réaction de Neisser s'exécute au moyen de deux solutions.

Solution A :

Poudre de bleu de méthylène.	1 gramme.	
Alcool à 90°..................	20 centim. cubes.	
Eau distillée................	950	—
Acide acétique..............	50	—

Solution B :

Brun de Bismark..............	2 grammes.	
Eau distillée......	1 litre.	

Colorer une à trois secondes avec la solution A.

Laver rapidement à l'eau.

Colorer deux à cinq minutes avec la solution B.

Laver de nouveau à l'eau.

Dans ces conditions, on voit sur les préparations colorées en brun tendre des bâtonnets grêles et longs, montrant tantôt deux grains à chacune de leurs extrémités, tantôt un seul grain, parfois un troisième au milieu du bâtonnet. Ces grains sont colorés en bleu, légèrement ovales, de diamètre un peu plus grand que le diamètre moyen du bacille.

L'emploi de cultures sur sérum de veau n'est pas indispensable pour obtenir cette réaction. Gelpke s'est servi avantageusement de cultures faites sur tubes d'agar glycériné à 10 p. 100, fraîchement préparés ; l'agar glycériné est un milieu toujours plus facile à se procurer que le sérum de bœuf.

On peut dire que dans la grande majorité des cas la réaction de Neisser donne des résultats constants ; — mais à la condition que les cultures ne soient jamais plus vieilles que seize heures ; passé ce temps, en effet, le bacille du xérosis pourra, tout comme le bacille de Löffler, présenter à ses extrémités des *grains colorés par le bleu de méthylène.*

Bacille pseudo-diphtéritique. — Beaucoup d'auteurs désignent le bacille du xérosis sous le nom de bacille pseudo-diphtéritique ; ce terme doit être rejeté.

En effet, le bacille pseudo-diphtéritique trouvé par Hoffmann sur la muqueuse bucco-pharyngée présente de grandes analogies avec le bacille de Löffler, mais s'en distingue par ce que sur les milieux, il donne des cultures plus luxuriantes que le bacille de Löffler. Il est dépourvu de virulence et injecté sous la peau du cobaye ne produit qu'un peu d'œdème au point d'inoculation.

Nous rappellerons d'ailleurs à ce propos que Roux et Martin n'admettent pas qu'il y ait entre le bacille de Hoffmann et le bacille de Löffler d'autre différence qu'une différence de virulence ; au contraire, les Allemands (Escherich, Axenfeld) admettent qu'il s'agit là de deux espèces absolument distinctes.

Le bacille de Hoffmann a pu, dans des cas assez rares, être décelé sur la conjonctive humaine (Axenfeld, Franke, Heinersdorff). Ces faits sont assez exceptionnels pour ne pas nous arrêter longtemps. Il existe d'ailleurs entre le bacille de Hoffmann et le bacille du xérosis des caractères de cultures assez différents que nous résumons d'après Axenfeld dans le tableau suivant :

BACILLE DU XÉROSIS.	BACILLE DE HOFFMANN.
Agar.	
Accroissement très maigre et très lent, ne se manifestant qu'au 3e ou 4e jour. Colonies très sèches, difficiles à détacher.	Accroissement rapide, luxuriant. Colonies humides, d'un blanc éclatant, faciles à détacher.

Gélatine.

Pas d'accroissement à 18°.	Accroissement abondant à 18°.

Bouillon.

Reste en général clair, le plus souvent avec de fins petits flocons sur la paroi et le fond du vase. L'alcalinité n'augmente pas.	Trouble diffus, rapide, dépôt muqueux en masse, l'alcalinité augmente.

Sérum sanguin.

Accroissement plus abondant que sur l'agar, mais toujours lent. Colonies plus sèches.	Accroissement beaucoup plus rapide. Colonies humides.

On peut donc dire d'une façon générale que le bacille de Hoffmann se développe plus vite et plus abondamment que le bacille du xérosis sur les différents milieux de culture.

C'est donc à tort qu'on désigne parfois le bacille du xérosis sous le nom de bacille pseudo-diphtéritique ; ce dernier terme doit être exclusivement réservé au bacille de Hoffmann.

CHAPITRE III

ÉTUDE DES MICROBES PATHOGÈNES OBSERVÉS LE PLUS FRÉQUEMMENT EN PATHOLOGIE OCULAIRE.

dans les dacryocystites phlegmoneuses (de **Laper**-
sonne).

Pneumocoque dans les panophtalmies.

§ 5. — Pneumobacille de Friedländer.

Se cultive très facilement. — Inoculable à la souris.

Identité probable avec le bacille de l'ozène. —
Ozène et dacryocystite (Terson et Cuénod).

§ 6. — Bacille de Löffler.

§ 7. — Bacille de Koch. — Bacille de Hansen.

Marche à suivre lorsqu'on veut faire l'examen bactériologique d'un produit pathologique tuberculeux.

Rôle du bacille de Koch en pathologie oculaire et
répartition des bacilles dans les différentes affections tuberculeuses de l'œil (conjonctivites, iritis,
pseudo-tumeurs tuberculeuses). — Résultats négatifs dans un grand nombre de cas de l'examen
anatomo-pathologique et bactériologique.

§ 8. — Streptocoque.

Sa présence sur la conjonctive est souvent liée à
une affection du naso-pharynx. — Cultures faciles
en bouillon. — Inoculation à l'oreille du lapin.

Formes cliniques des conjonctivites à streptocoques. — Forme catarrhale d'origine lacrymale. —
Forme pseudo-membraneuse, association avec le
bacille de Löffler.

Streptocoque dans les dacryocystites aiguës (**Wid**-
mark, **Morax**).

§ 9. — Staphylocoque.

Absence de virulence des nombreux cocci décelés
par la culture sur la conjonctive saine.

Importance du staphylocoque comme cause de la
conjonctivite phlycténulaire.

§ 10. — Gonocoque.

Morphologie. — Milieux spéciaux de culture. —
Marche à suivre pour l'examen de la sécrétion
dans l'ophtalmie purulente.

Conjonctivites pseudo-membraneuses à gonocoques. — Action du gonocoque sur la cornée.

§ 11. — Aspergillus fumigatus. — Kératites aspergillaires.

§ 12. — Microbes anaérobies.

**Bacille de Weeks. — Ce bacille fut décrit par
Koch lorsqu'il étudia la bactériologie de l'ophtal-**

mie catarrhale égyptienne ; mais c'est Weeks qui, le premier, montra son rôle dans la production de la conjonctivite aiguë contagieuse.

MORPHOLOGIE. — Le bacille de Weeks se colore facilement par toutes les couleurs basiques d'aniline ; et se décolore par la méthode de Gram. La solution de fuchsine de Ziehl diluée donne de bonnes préparations. Après fixation sur lame de la sécrétion conjonctivale, on colore une demi-minute environ avec cette solution.

On trouve ainsi dans la préparation de nombreux éléments épithéliaux, parfois entourés d'un réticulum fibrineux. Les bacilles se rencontrent au voisinage et dans l'intérieur des éléments cellulaires. Ils sont un peu plus colorés, que le protoplasma. Ce sont des bâtonnets courts et minces ne présentant pas de renflement à leurs extrémités.

Lorsqu'ils sont fortement colorés, ils paraissent nettement cylindriques. Au contraire, lorsque la coloration est moins intense, elle se fixe surtout aux extrémités et l'espace central plus clair peut donner l'image d'un diplobacille ou d'un diplocoque très fin.

L'abondance des bacilles varie suivant l'époque de l'affection à laquelle on les examine, ils sont surtout nombreux au troisième ou au quatrième jour ; les cellules épithéliales sont alors bourrées de bacilles.

CULTURES. — Le bacille de Weeks ne se cultive que très difficilement. Sur gélatine et sur agar, il ne développe que des colonies peu nombreuses et peu abondantes. Si l'on veut obtenir un résultat positif, il faut prendre la sécrétion de conjonctivites très intenses.

Le meilleur procédé consiste à ensemencer des tubes de gélose qu'on a additionnée de un tiers de liquide d'ascite et que l'on maintient à l'étuve à 35° pendant vingt-quatre à trente-six heures. Il est bon que la surface d'ensemencement soit un peu humide et pour cela on bouchera hermétiquement avec un capuchon les tubes aussitôt préparés, de manière à éviter l'évaporation de l'eau de condensation. Il se forme dans ces conditions des colonies microscopiques punctiformes et transparentes, tranchant à peine sur la surface de la gélose. Ce sont les colonies de bacilles de Weeks. Constamment aussi se développent au bout de quarante-huit heures environ des colonies plus étendues formant une petite tache grisâtre. Ces colonies contiennent un bacille se colorant par le Gram; c'est le bacille du xérosis ou bacille massué dont nous avons déjà parlé; sa constance rend difficile l'isolement du bacille de Weeks dans les cultures. Morax a pourtant réussi à isoler et à repiquer sur gélose ascite des colonies de bacilles de Weeks.

Dans les cultures, les bacilles forment de petits amas où ils sont accolés les uns aux autres; ils sont tantôt courts, tantôt filamenteux; ils ne forment jamais de spores. Ces formes involutives n'ont d'ailleurs qu'une faible vitalité. Au bout de huit jours ils ne prennent plus les colorants.

INOCULATIONS. — On s'est adressé aux animaux les plus divers. Jamais on n'a pu développer sur leur conjonctive le bacille de Weeks même après irritation de celle-ci par le jéquirity.

Morax a pu produire sur ses yeux une conjonctivite aiguë des plus caractéristiques en s'inoculant un peu de culture pure.

Conjonctivites à bacilles de Weeks. — La forme clinique la plus fréquente des conjonctivites à bacilles de Weeks est la conjonctivite aiguë contagieuse dont la symptomatologie est bien connue.

Nous rappellerons seulement que dans les formes sérieuses de cette affection, la sécrétion devient franchement purulente ; la conjonctive chémotique, parsemée de petites hémorragies déborde la cornée ; les paupières sont très gonflées et douloureuses ; il devient difficile de faire cliniquement le diagnostic entre cette forme de conjonctivite aiguë et l'ophtalmie blennorragique. L'examen bactériologique de la sécrétion peut seul trancher le diagnostic.

La préparation de bacille de Weeks que nous figurons, planche I, provient d'une conjonctivite aiguë extrêmement intense et dont les symptômes cliniques avaient pu faire penser à une ophtalmie blennorragique. On remarquera que la sécrétion était surtout constituée par de la fibrine entre laquelle on trouve de nombreux bacilles de Weeks.

Ces cas aigus avec exsudat fibrineux servent de transition avec ceux où la conjonctivite revêt la forme pseudo-membraneuse. Il s'agit d'inflammations intenses dans lesquelles on trouve une pseudo-membrane superficielle se laissant détacher de la muqueuse avec la plus grande facilité. L'examen bactériologique ne démontre dans ces cas que la présence du bacille de Weeks à l'état de pureté et le pronostic est extrêmement bénin.

En résumé, dans la pratique, le bacille de Weeks sera toujours facile à reconnaître au simple examen sur lames après coloration à la fuchsine de Ziehl et les cultures sont inutiles; sa petitesse et ses caractères morphologiques empêcheront de le confondre avec aucun autre des bacilles trouvés sur la conjonctive.

Diplobacille de Morax. — Ce bacille a été trouvé par Morax à l'institut Pasteur.

Morphologie. — Les diplobacilles sont des bacilles assez volumineux à extrémités arrondies, associés deux par deux et séparés par un espace clair; ils se disposent fréquemment en chaînettes. Ils sont tantôt libres, tantôt englobés dans des leucocytes. Ils présentent de grandes analogies avec le bacille de Friedländer, mais ils s'en distinguent par l'absence de capsule.

Ils se colorent bien par les couleurs basiques d'aniline et par la méthode de Gram.

Cultures. — Les diplobacilles ne se développent que sur les milieux à base de sang ou de sérum.

Le milieu de choix est la gélose ascite ou gélose sérum. — Ensemencés en strie sur un tube ainsi préparé, ils donnent au bout de vingt-quatre heures de petites colonies fines, transparentes, s'étalant et devenant opaques et grises les jours suivants, tout en gardant une certaine transparence. Les contours sont un peu festonnés. Ces colonies atteignent 2 à 3 millimètres après cinq à six jours.

En piqûre, le développement se fait surtout à la surface où la colonie s'étend et atteint le fond du tube en quatre à six jours. Dans la partie supérieure du trait d'ensemencement, on distingue seulement après quelques jours des colonies grisâtres.

Sur sérum coagulé la liquéfaction se fait peu à peu tout le long du trait d'ensemencement.

Sur bouillon sérum, il se produit en vingt-quatre heures un trouble uniforme, moiré par agitation; au bout de huit à dix jours le bouillon se clarifie et un dépôt apparaît au fond du tube; la réaction du milieu n'est pas modifiée.

Aucun développement sur bouillon peptonisé, gélatine, pomme de terre.

Le diplobacille de Morax ne se développe pas en culture anaérobie. Il se développe bien à 37°, les cultures conservent dans ces conditions sur le même milieu leur vitalité pendant plusieurs mois. Une culture abandonnée à la température ordinaire meurt en deux ou trois jours. Au bout de quatre à cinq jours les bacilles présentent dans les cultures des formes involutives prenant mal la coloration. Il ne se forme pas de spores.

Inoculations. — Tous les essais d'inoculation tentés sur les animaux ont été infructueux.

Chez l'homme, au contraire, le dépôt d'une petite parcelle de culture dans le cul-de-sac conjonctival provoque une conjonctivite typique.

Conjonctivite à diplobacilles. — Elle est caractérisée par la bénignité de ses allures cliniques : il n'existe que peu de douleurs ; l'injection sous-conjonctivale est très peu accentuée ; la sécrétion peu abondante se constate surtout le matin au niveau de l'angle interne. La durée de cette conjonctivite est parfois longue, car les malades qui n'en sont pas incommodés ne se traitent que très irrégulièrement. Parfois, on constate un peu d'érythème localisé aux angles externe et interne, d'où la dénomination de conjonctivite angulaire que lui donnent certains auteurs.

Morax et Elmassian, par des instillations continues sur la conjonctive de lapins de culture en bouillon de diplobacilles, obtenue avec ou sans filtration, ont produit au bout de deux heures environ une réaction semblable à celle du gonocoque et du bacille de Weeks.

En résumé pour examiner dans la pratique la sécrétion d'une conjonctivite que l'on croit d'origine diplobacillaire, on recueillera avec l'anse de platine un peu de sécrétion, *au niveau de l'angle interne*, et après l'avoir étendue sur lame et séchée, on la colorera trente secondes au bleu de méthylène phéniqué de Kühne.

Dans la pratique, le simple examen sur lame est suffisant. Si l'on avait des doutes, on ensemencerait en strie un tube de gélose ascite que l'on maintiendrait à l'étuve à 37° pendant vingt-quatre heures.

Diplobacille liquéfiant de Petit. — Nous ne dirons que quelques mots d'un bacille trouvé par Petit dans certains ulcères à hypopion qui s'écartaient du type clinique ordinaire par l'absence complète de phénomènes réactionnels du côté de l'état général.

MORPHOLOGIE. — Ce bacille présente les plus grandes analogies avec le diplobacille de Morax, mais il est un peu plus petit (2 μ de longueur sur 1 μ de largeur). Son aspect diplobacillaire est constant; quelques éléments sont parfois moins nettement bacillaires et ressemblent au pneumobacille de Friedländer.

CULTURES. — Il se cultive très bien sur tous les milieux généralement employés. Nous ne retiendrons que deux de ses caractères.

Sur gélose-ascite, il donne des colonies différant des colonies du diplobacille en ce qu'elles sont un peu plus saillantes et beaucoup moins transparentes.

Sur gélatine en strie, il produit une liquéfaction assez rapide le long de la strie; en piqûre, il amène une légère liquéfaction en godet au sommet de la piqûre.

Les essais d'inoculation aux animaux sont restés infructueux.

Pneumocoque. — Les recherches bactériologiques récentes, permettent d'assigner au pneumocoque une place des plus importantes en pathologie oculaire. Comme nous le verrons, le pneumocoque produit des conjonctivites d'aspect clinique très varié; il cause l'ulcère à hypopion; on le rencontre dans un grand nombre de dacryocystites; il peut émigrer à travers le nerf optique et amener la mort par méningite, après l'énucléation.

Le clinicien est donc exposé à rencontrer le pneumocoque dans les circonstances les plus diverses; il y a donc pour lui un intérêt majeur à savoir en faire le diagnostic bactériologique.

Morphologie. — Différente suivant que le pneumocoque se trouve dans l'organisme ou dans les cultures.

Dans l'organisme, cocci arrondis ou effilés, lancéolés, réunis en diplocoques ou en chaînettes et entourés d'une capsule. Dimensions variables, 1 µ environ.

Dans les cultures, le pneumocoque n'est pas encapsulé; les grains sont tantôt ovalaires, tantôt arrondis et forment de courtes chaînettes.

Coloration. — Se colore par les couleurs basiques d'aniline; prend le Gram.

Pour colorer les capsules, on colorera la lamelle par le Ziehl; laver et passer à l'eau additionnée d'acide acétique à 1 p. 100; les capsules sont colorées en rose moins foncé que le diplocoque.

Cultures. — Se développe à 37°.

Le milieu de culture le plus favorable est la gélose-ascite, ascite dans la proportion de 1/3. Au bout de vingt-quatre heures, le pneumocoque ensemencé en strie donne un semis de fines colonies transparentes que l'on a comparées à des gouttes de rosée; sur gélose ordinaire, les résultats obtenus sont beaucoup moins constants.

Le sérum liquide, préparé avec du sang de jeune lapin forme un excellent milieu dans lequel se développent des pneumocoques capsulés (Besançon et Griffon).

On sait que le pneumocoque ne conserve pas très longtemps sa vitalité sur les milieux de cultures ; il est bon que le milieu soit légèrement alcalinisé avec du carbonate de soude. C'est là une précaution à laquelle Uhthoff et Axenfeld ont attaché beaucoup d'importance dans leurs études sur la bactériologie de l'ulcère à hypopion ; de très minimes différences dans l'alcalinité du milieu utilisé peuvent entraver le développement du pneumocoque. Aussi, avant d'entreprendre des recherches, on devra s'assurer au préalable, en ensemençant du pneumocoque de virulence contrôlée, que le milieu que l'on emploie est utilisable.

INOCULATIONS. — La souris est le réactif de choix pour le pneumocoque ; l'inoculation sous la peau d'une petite quantité de culture en bouillon, cause la mort de l'animal en douze à trente heures. A l'autopsie, on trouve une rate très grosse et des signes de septicémie généralisée ; le sang contient une grande quantité de germes encapsulés.

On peut aussi inoculer quelques parcelles de culture dans la cornée du lapin, ce qui développe en quelques jours une kératite suppurative.

Pneumocoque comme cause de conjonctivites. — Le pneumocoque n'existe que rarement à l'état saprophytique sur la conjonctive normale.

Il peut, dans certaines conditions, produire des inflammations conjonctivales d'aspect clinique très varié.

La forme la plus commune constitue la conjonctivite catarrhale des nouveau-nés. Elle débute dans les premiers jours qui suivent la naissance et envahit les deux yeux, soit simultanément, soit successivement : il existe une légère injection de la conjonctive palpébrale et des culs-de-sac. On ne trouve que rarement du chémosis et du gonflement des paupières. Si la conjonctive n'est pas soignée, elle perd son aspect lisse et devient veloutée. Il existe du larmoiement et une légère hypersécrétion muqueuse. On constate fréquemment la coexistence du coryza et de l'inflammation de la muqueuse du canal nasal (Parinaud).

Plus rarement (Haushalter, Cuénod), on a observé des conjonctivites purulentes à pneumocoques. Là encore, le canal lacrymal avait été la voie suivie par l'infection.

Dans tous ces cas, les pneumocoques existent en nombre très considérable dans la sécrétion conjonctivale : ils sont, le plus généralement, encapsulés, mais ce caractère n'est pas constant. Parfois, ils sont inclus dans le protoplasma cellulaire ; à côté de diplocoques à forme typique, on en trouve qui ont une forme ronde ou ovalaire.

L'examen direct de la sécrétion permettra de les caractériser avec facilité. On fera deux colorations : l'une par la méthode de Gram ; l'autre par la fuchsine de Ziehl qui a l'avantage de bien mettre en évidence les capsules.

Mais la forme clinique la plus intéressante est la forme pseudo-membraneuse. Il faut bien savoir que le pneumocoque peut causer tantôt des conjonctivites avec pseudo-membranes superficielles, tantôt des conjonctivites avec exsudation fibrineuse interstitielle, absolument semblable à la forme grave de l'ophtalmie diphtérique.

La forme superficielle a été observée par Morax qui en a décrit quatre cas; ces cas sont même les premiers qu'il décrivit, lorsqu'il étudia les conjonctivites à pneumocoques.

La forme interstitielle grave est bien connue depuis les travaux de Coppez. Dans le cas de Coppez, il y eut perforation de la cornée avec atrophie du globe consécutive. L'examen bactériologique révéla des pneumocoques et des staphylocoques. De même, dans un cas rapporté par M. de Lapersonne, l'aspect clinique était celui d'une diphtérie pseudo-membraneuse grave, alors que l'examen ne décela que du pneumocoque à l'état de pureté. Il faut donc être bien prévenu de l'existence de ces formes dont le pronostic, comme on le voit, peut être des plus sérieux.

Pneumocoque dans les affections de la cornée. — Le rôle capital joué par le pneumocoque dans les infections aiguës de la cornée avait déjà été entrevu par Pflüger et surtout par Gasparrini qui, ayant étudié la bactériologie de 25 cas de kératite à hypopion, avait trouvé 21 fois le pneumocoque soit seul, soit associé au streptocoque et au staphylocoque. Les recherches de Uhthoff et Axenfeld vinrent confirmer et compléter ces résultats, démontrant d'une façon définitive que le pneumocoque est l'agent causal de la kératite à hypopion.

Il est nécessaire de rappeler que l'ulcère serpigineux typique à la période d'état, se présente comme une ulcération superficielle, bien détergée, mais à la périphérie de laquelle on trouve une zone d'infiltration de couleur gris-jaunâtre. Cette apparence s'explique de la manière suivante : comme l'a montré Pansini, le pneumocoque est très rapidement tué par ses propres produits de sécrétion ; c'est donc dans les parties périphériques de l'ulcération, là où l'invasion du bacille étant récente, il n'aura pas eu le temps de sécréter depuis longtemps, que l'on aura le plus de chances de rencontrer celui-ci.

L'examen d'une ulcération cornéenne se fera de la manière suivante :

L'œil sera cocaïnisé. On fera ensuite couler sur le fond de l'ulcère un filet d'eau stérilisée, de manière à écarter les germes qui pullulent toujours secondairement en nombre plus ou moins considérable à la surface de la cornée. Prenant ensuite une aiguille à corps étrangers stérilisée par passage à la flamme, on grattera avec beaucoup de précautions le tissu cornéen malade ; nous avons vu que dans le cas d'ulcère serpigineux, c'est au bord progressif infiltré que l'on devra s'adresser.

Le produit du grattage sera examiné sur lamelles et ensemencé sur des milieux nutritifs.

En employant toutes les précautions techniques que nous avons indiquées (culture du pneumocoque sur gélose ascite ou sérum sanguin vérifiés, légèrement alcalinisés, etc.) Uhthoff et Axenfeld sont arrivés à des résultats des plus intéressants au point de vue de la fréquence, de la morphologie et de la répartition du pneumocoque dans l'ulcère à hypopion.

En ce qui concerne la fréquence, sur 35 cas d'ulcère serpigineux, ils ont trouvé 29 fois le pneumocoque; or, sur ces 29 cas, cinq fois seulement il se trouvait associé à d'autres microbes. Il semble donc que le pneumocoque ait une action élective sur la cornée; on sait que dans un grand nombre de cas l'ulcère à hypopion est lié à une affection chronique des voies lacrymales; une érosion sert de point d'entrée au pus chargé de pneumocoque qui baigne la surface de la cornée. Or, il est remarquable que tandis que dans le pus de la dacryocystite le pneumocoque est associé aux microbes les plus divers (streptocoque, staphylocoque, bacille de l'ozène), au niveau de l'ulcération cornéenne, il se retrouve presque toujours seul.

Au point de vue morphologique dans le produit de râclage direct de l'ulcère, on trouve des diplocoques avec une capsule bien nette. Cette forme persiste sur les cultures obtenues en milieux solides. Au contraire, sur les cultures en bouillon, il existe très souvent des chaînettes difficiles parfois à distinguer de celles du streptocoque.

Enfin, au point de vue de la répartition, il est intéressant de remarquer que dans le bord progressif de l'ulcère les pneumocoques se disposent souvent en amas zoogléiques, alors que dans aucun tissu du corps ils n'ont tendance à se ranger en masses compactes. La forme en diplocoques se reconnaît d'ailleurs très bien même dans ces amas épais.

Hypopion. — A la question de l'ulcère serpigineux se rattache tout naturellement l'étude bactériologique de l'hypopion qui en constitue le principal symptôme. Or, l'examen bactériologique du pus d'hypopions recueillis après une paracentèse de la chambre antérieure ne sera jamais bien concluant. On aura toutes chances d'avoir une contamination par le pneumocoque qui infiltre les lames de la cornée. Les seuls examens bactériologiques indiscutables sont ceux dans lesquels le pus a été recueilli comme l'ont fait Druault et Petit, après amputation du segment antérieur, au moyen d'une pipette avec laquelle on traversait la zonule d'arrière en avant.

Ainsi que l'ont prouvé des recherches nombreuses (Leber, Hess, Bach, Druault et Petit) le pus de l'hypopion est toujours stérile tant qu'il n'est pas survenu de perforation de la membrane de Descemet. Comme l'avait pensé Leber depuis bien longtemps, l'accumulation du pus dans la chambre antérieure est le résultat de l'action chimiotaxique exercée par les toxines du pneumocoque ; il est actuellement démontré que l'émigration leucocytaire qui constitue l'hypopion provient surtout des vaisseaux iriens et ciliaires.

Pneumocoques dans les dacryocystites. — Ainsi que nous venons de le voir, l'étude de l'ulcère à hypopion ne peut guère se séparer de celle des dacryocystites.

Et, de fait, les recherches relativement récentes sur la bactériologie des voies lacrymales montrent la grande fréquence du pneumocoque dans les dacryocystites. Il se trouve, il est vrai, le plus souvent associé à des germes assez variables.

Dans 10 cas de mucocèle, Terson et Cuénod ont trouvé 8 fois le pneumocoque et sur ces 8 cas il existait 5 fois à l'état de pureté absolue. — Sa virulence était très faible, il est vrai, puisqu'en aucun cas la souris n'était tuée par lui dans les vingt-quatre heures. — Dans les 3 cas où le pneumocoque n'était pas à l'état de pureté, il était associé au streptocoque et au staphylocoque.

Dans 8 cas de dacryocystite purulente sans phlegmon, ils ont trouvé cinq fois le pneumocoque soit pur, soit associé à des bactéries indifférentes. Mais, dans ces cas, le pneumocoque était beaucoup plus virulent que celui qu'ils avaient trouvé dans les dacryocystites catarrhales.

M. de Lapersonne ayant recherché pendant quelque temps le pneumocoque dans tous les cas de suppuration qu'il a trouvés à sa clinique de Lille, a constaté que c'était surtout dans les cas de dacryocystite avec suppuration franche ou avec sécrétion muco-purulente qu'il obtenait des cultures abondantes sur gélose. Le pneumocoque se cultivait mal lorsqu'il était associé à d'autres microbes.

Pneumocoque dans les panophtalmies. — Le pneumocoque peut causer des panophtalmies soit par infection métastatique, soit qu'il vienne compliquer un traumatisme de l'œil.

Le premier cas est réalisé dans l'observation de Herrnheiser (ophtalmie métastatique, suite de pneumonie; — la coloration sur coupes démontre la présence d'une embolie pneumococcique dans les vaisseaux de la choroïde).

L'observation rapportée par M. de Lapersonne en 1897 à la *Société française d'ophtalmologie* met bien en relief le deuxième mode d'infection.

Pneumobacille de Friedländer. — En pathologie oculaire ce bacille joue un rôle dans la production des dacryocystites.

MORPHOLOGIE. — Dans l'organisme, il se présente sous forme de bâtonnets de 1 à 2 μ de long, un peu larges; ces bâtonnets sont tantôt isolés, tantôt réunis par deux; ils prennent parfois une forme filamenteuse. Ils sont entourés d'une capsule qui se colore bien par le procédé indiqué à propos du pneumocoque (fuchsine de Ziehl). Ils sont immobiles et ne présentent jamais de spores. La capsule est toujours moins nette sur les milieux de culture.

Le pneumobacille se colore facilement par toutes les couleurs basiques d'aniline et ne prend pas le Gram (diagnostic avec le pneumocoque).

CULTURES. — Anaérobie facultatif. Se cultive facilement sur tous les milieux ; la température optima est 37°.

En bouillon, au bout de vingt-quatre heures, à 37°, il forme un voile visqueux surtout marqué sur les bords du tube, puis le voile tombe et le bouillon se trouble et devient visqueux.

Sur gélatine, en piqûre, il se développe une petite colonie blanche, saillante ; la culture s'étend le long de la piqûre sous forme d'une traînée blanchâtre formant un clou très caractéristique. Il se dégage parfois des bulles de gaz.

Sur gélose, on observe le long de la strie d'ensemencement une culture épaisse, blanche et visqueuse.

INOCULATION. — La virulence du bacille de Friedländer est extrêmement variable ; on peut rencontrer tous les degrés entre la grande virulence et l'absence complète de virulence.

La souris est l'animal de choix pour l'inoculation. L'inoculation de quelques gouttes de culture en bouillon donne un abcès à pus crémeux, et l'animal meurt en deux ou trois jours ; la rate est hypertrophiée et le bacille a diffusé dans tout l'organisme.

Le bacille trouvé par Löwenberg dans les fosses nasales des ozéneux n'est très probablement qu'une variété du bacille de Friedländer ; leur morphologie est identique et leurs caractères de culture sont à peu près les mêmes.

Ces bacilles encapsulés ont été rencontrés par Terson et Cuénod dans les dacryocystites ozéneuses. Dans cinq cas de phlegmon du sac, ils ont trouvé deux fois le bacille de Friedländer très virulent. Dans ces deux cas il s'agissait d'ozéneux et le bacille avait été décelé en même temps dans leurs fosses nasales.

D'autre part, Terson et Gabrielidès ayant examiné concurremment la conjonctive et les fosses nasales de quatorze ozéneux, trouvèrent douze fois le bacille de Friedländer (ou de l'ozène) dans les fosses nasales et six fois sur la conjonctive. Ces bacilles, inoculés dans la cornée du lapin, produisirent des abcès à hypopion, mais pas de panophtalmie. Il semble donc bien établi que le pneumobacille de Friedländer joue un rôle important dans l'étiologie des dacryocystites, si fréquentes chez les ozéneux.

Bacille de la tuberculose. — Que les lésions tuberculeuses de l'œil soient secondaires à la tuberculose d'un autre organe ou qu'elles soient primitives, leur diagnostic bactériologique présente toujours un grand intérêt pour le clinicien. S'il s'agit, par exemple, d'une ulcération conjonctivale suspecte, l'examen biopsique pourra seul permettre, dans certains cas, de se prononcer sur sa nature syphilitique ou tuberculeuse. Quelle marche devra-t-on adopter pour déterminer la nature d'une production pathologique que l'on soupçonne être tuberculeuse ?

Dans bien des cas, l'examen anatomo-patholo-

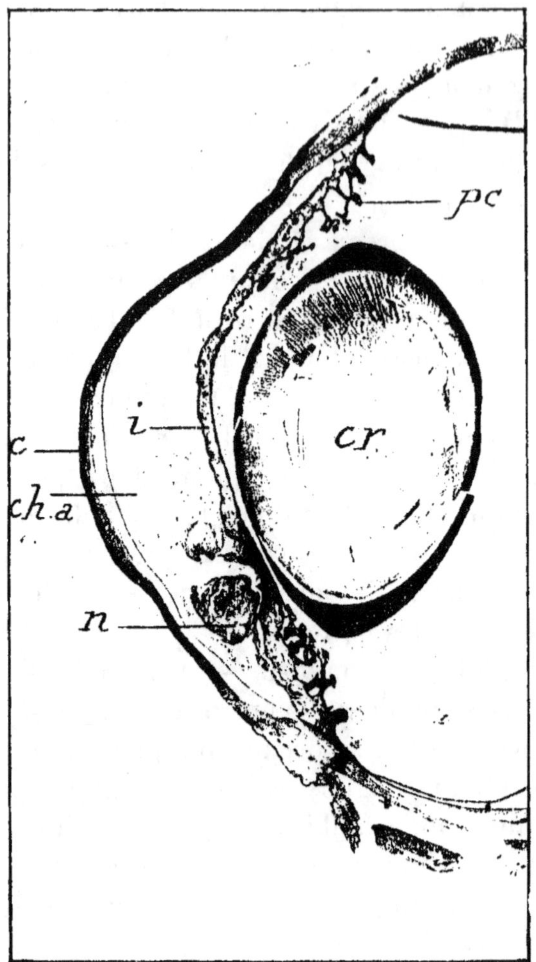

gique, montrant l'existence de follicules tuberculeux et de cellules géantes assurera le diagnostic. Mais les choses ne seront pas toujours aussi simples. Il n'est pas rare de trouver des lésions tuberculeuses avérées dans lesquelles l'examen microscopique ne décèle pas trace de granulation tuberculeuse ; et inversement dans certains iritis syphilitiques, on a pu observer des infiltrations de cellules épithélioïdes ressemblant beaucoup à la tuberculose.

La recherche des bacilles sur coupes est également très incertaine. Dans beaucoup de cas, les bacilles sont très rares ou manquent absolument.

L'inoculation à l'animal est donc, en dernière analyse, le procédé auquel on devra donner la préférence. On la pratiquera dans la chambre antérieure de l'œil d'un lapin, suivant le procédé indiqué dans la technique des inoculations (Voir fig. 1). Dans le cas de tuberculose, il se fait parfois dès le cinquième ou le sixième jour, et dans tous les cas au bout de deux à trois semaines, un semis de fines granulations jaunâtres dans le segment inférieur de l'iris au voisinage du point inoculé. Dans la zone cornéenne incisée se produit une raie blanchâtre vers laquelle l'épisclère et la conjonctive envoient un pinceau vasculaire. Puis la cornée s'ulcère à ce niveau, la chambre antérieure se vide de son contenu et l'iris apparaît au fond de l'ulcération. Le corps vitré et les membranes profondes sont atteintes et l'œil se perd par panophtalmie. La tuberculose se généralise ensuite.

Pour résumer, nous devrons, en présence d'une production dont nous soupçonnons la nature tuberculeuse :

1° Prélever s'il est possible une quantité de tissu suffisante pour permettre l'inclusion, les coupes et l'examen histologique ; les bacilles seront recherchés sur les coupes par le procédé indiqué plus loin ;

2° Faire toujours l'inoculation dans la chambre antérieure du lapin et, s'il est possible, en même temps dans le péritoine d'un cobaye ;

La tuberculose peut atteindre toutes les parties du globe oculaire, mais elle a surtout une prédilection pour la conjonctive et le tractus uvéal. Nous indiquerons brièvement les particularités que présentent au point de vue anatomo-pathologique les formes cliniques que l'on observe le plus fréquemment.

On sait que sur la conjonctive la tuberculose produit le plus souvent des ulcérations qui siègent en général au niveau du tarse et du pli de passage, présentant souvent à leur pourtour un semis caractéristique de fins nodules jaunâtres ; dans ces cas, on trouve toujours des follicules typiques et des bacilles en grande quantité. Dans d'autres cas, au contraire, la conjonctive est très rouge, d'aspect velouté, parsemée de petites excroissances saignant facilement. Il s'agit alors de lupus conjonctival et l'on n'observe dans ces cas que peu ou point de bacilles. Il y a parfois coexistence de cette manifestation avec une dacryocystite de même origine (ainsi que nous en avons récemment observé un cas très net dans le service de M. le professeur de Lapersonne). Dans ce cas, pas plus que dans ceux observés par Terson, l'examen du sac lacrymal ne révélait de granulations tuberculeuses ou de bacilles de Koch.

La tuberculose de l'iris est une des localisations oculaires les plus fréquentes; elle paraît être consécutive à une infection par la voie sanguine. Nous rappellerons qu'au point de vue clinique elle se présente sous trois formes :

1° Semis de nodules de couleur jaunâtre, se localisant surtout au voisinage du bord pupillaire; 2° forme massive dans laquelle l'iris est transformé en totalité en un tissu granuleux remplissant la chambre antérieure; 3° iritis tuberculeux à forme inflammatoire ressemblant absolument, au point de vue clinique à l'iritis syphilitique, mais en réalité apparaissant au microscope comme formé de très petits nodules constitués par des cellules épithélioïdes.

Dans tous ces cas, la recherche des bacilles est loin de donner des résultats positifs, comme l'ont déjà prouvé de nombreuses observations; il semble que ceux-ci soient surtout fréquents dans la forme inflammatoire. Dans bien des cas, l'inoculation dans la chambre antérieure du lapin pourra seule trancher la question. Et encore ne doit-on pas à cet égard être trop absolu; comme l'ont montré Leber et Van Duyse, il existe incontestablement une tuberculose atténuée du tractus uvéal; et c'est ce qui explique que dans un cas d'iritis dont la nature tuberculeuse fut démontrée par l'évolution ultérieure de la maladie, l'inoculation dans la chambre antérieure n'ait donné à Haensell qu'un résultat négatif.

Dans la choroïde, les tubercules peuvent être peu nombreux et disséminés ; tantôt, au contraire, ils peuvent être conglomérés ; ces masses tuberculeuses peuvent faire issue à travers la sclérotique formant ainsi des tumeurs qui en ont maintes fois imposé pour des productions malignes (pseudo-tumeurs tuberculeuses).

Dans tous ces cas, l'examen anatomo-pathologique et bactériologique présente parfois des incertitudes. Nous n'en voulons pour preuve qu'une observation de Panas et Rochon-Duvigneaud ; il s'agissait d'une de ces pseudo-tumeurs dont la nature tuberculeuse fut démontrée par la suite. Or, dans ce cas, l'examen microscopique n'avait pas décelé le moindre bacille et quant au tissu de la tumeur, non seulement il ne contenait ni follicules tuberculeux ni cellules géantes, mais encore il n'offrait pas les caractères habituels des productions tuberculeuses.

Les considérations qui précèdent ne diminuent

pas la grande valeur de l'examen bactériologique et anatomo-pathologique dans les cas douteux de tuberculose oculaire, mais elles montrent que dans la solution du problème il ne faudra jamais négliger de s'appuyer en même temps sur les données cliniques (antécédents, état général du sujet, localisations ganglionnaires).

MORPHOLOGIE. — Nous rappellerons que le bacille de la tuberculose est un bâtonnet très mince, très fin, parfois légèrement incurvé, immobile, ne présentant pas de spores, se colorant difficilement, mais retenant très fortement les matières colorantes, prenant le Gram.

Pour mettre en évidence le bacille de Koch sur frottis nous recommandons le procédé de Ziehl-Nelsen.

Ce procédé est basé sur la grande résistance que présente le bacille de Koch à la décoloration, même si on le traite par un acide minéral dilué; — seul, il retient la coloration tandis que tous les autres bacilles et le fond de la préparation sont décolorés.

1° Sur une lame séchée et fixée, on dépose une goutte de fuchsine de Ziehl. On fait chauffer la lame jusqu'à ce qu'il se produise des vapeurs, mais en évitant de laisser la fuchsine se dessécher.

2° Rejeter la solution colorante et la remplacer par la solution décolorante d'acide azotique au 1/3. Laisser la décoloration se faire pendant quelques secondes.

3° Laver à grande eau. Achever la décoloration à l'aide de l'alcool absolu.

Il est inutile de recolorer le fond ; le bacille tuberculeux se détache seul en rouge sur le fond décoloré de la préparation.

Le bacille de Hansen serait le seul à se colorer par ce procédé.

Bacille de Hansen. — Les manifestations oculaires de la lèpre sont très fréquentes. On constate le plus souvent l'existence de lépromes au niveau des paupières. Fréquemment les tubercules lépreux nés de l'épisclère soulèvent la conjonctive (*Jeanselme et Morax*). Le bacille de Hansen a une prédilection marquée pour le segment antérieur de l'œil. Ce bacille ressemble beaucoup à celui de la tuberculose. Il est en général plus court que lui, plus rectiligne (Cornil). On le trouve en nombre considérable dans les productions lépreuses. Sur des coupes d'œil entier, c'est surtout au niveau du corps ciliaire qu'il faudra le rechercher. On le colorera de la même façon que le bacille de Koch en se rappelant qu'il prend plus facilement la coloration. Il suffira de faire agir à froid pendant dix minutes le liquide de Ziehl avant de procéder à la décoloration pour obtenir de bonnes préparations.

Bacille de Löffler. — Morphologie. — Dans les fausses membranes le bacille de Löffler se présente sous forme de bâtonnets, légèrement incurvés, parfois renflés en poire ou en massue à une de leurs extrémités. Leur longueur est variable (forme longue — forme moyenne — forme courte); — elle oscille entre 3 et 2 μ.; les formes longues sont d'un pronostic plus défavorable. Dans les cultures jeunes l'aspect est analogue à celui que nous venons de décrire; — dans les cultures âgées on rencontre souvent des formes involutives.

Le bacille de Löffler se colore par toutes les couleurs basiques d'aniline et prend le Gram.

CULTURES. — Aérobie; — température optima 37°.

En bouillon le bacille de Löffler donne suivant l'ancienneté du bouillon une réaction et un aspect différent, sur lesquels a insisté Spronk. — Dans le bouillon préparé avec de la viande fraîche les cultures deviennent rapidement acides; les bacilles se développent en petits grumeaux fixés à la paroi; — puis ces grumeaux se rassemblent au fond du vase en une couche blanchâtre. — Quand la culture est laissée au repos, un voile mince apparaît au bout de quelque temps à la surface du liquide et l'acidité dure indéfiniment.

Si la viande employée commençait à se putréfier la culture ne s'acidifie pas; elle devient au contraire de plus en plus alcaline. Mais le développement est luxuriant; un voile épais se forme à la surface et le liquide ne se clarifie jamais. Si on a utilisé une viande ancienne, mais non encore putréfiée, le bouillon, primitivement acide, s'alcalinise ensuite; la culture d'abord claire se trouble et on voit à la surface un voile superficiel assez dense.

Sur sérum coagulé, au bout de quinze à vingt heures, le bacille de Löffler donne des taches blanches, arrondies, plus épaisses au centre qu'à la périphérie. Ces cultures sont très caractéristiques.

INOCULATION. — Le cobaye inoculé sous la peau meurt en trente-six heures; au point inoculé œdème gélatineux, congestion viscérale, épanchement pleural fréquent. L'inoculation intrapéritonéale ne tue qu'en trois à quatre jours.

Le lapin meurt au bout de soixante-douze heures environ.

Les altérations conjonctivales produites par le bacille de Löffler se présentent sous forme de pseudo-membranes analogues à celles de la diphtérie pharyngée. On sait que depuis longtemps les auteurs allemands distinguent les exsudations coagulées à la surface de la conjonctive ou conjonctivites croupales, de l'ophtalmie diphtéritique vraie décrite par de Græfe et dans laquelle la muqueuse est envahie dans toute son épaisseur par un exsudat fibrineux. Cette distinction doit être rejetée. Déjà en 1889 les études de Leloir avaient démontré qu'en ce qui concerne la diphtérie pharyngée, il n'existe entre les infections croupales et les infections interstitielles qu'une différence de degré, et Sourdille, en 1894, dans des études entreprises au Laboratoire d'ophtalmologie de l'Hôtel-Dieu, prouva que les données de Leloir étaient également applicables à la diphtérie conjonctivale. Cautérisant la muqueuse conjonctivale de lapins avec de l'ammoniaque, il obtenait, suivant la durée plus ou moins longue de la cautérisation, des fausses membranes superficielles, d'origine croupale, ou des exsudations interstitielles. L'identité des deux formes cliniques était ainsi démontrée.

Plus tard, en 1900, M. le professeur de Lapersonne, s'adressant à une toxine végétale, l'abrine, principe actif du jéquirity, obtint également des résultats intéressants ; l'application de cette toxine sur la muqueuse conjonctivale du lapin provoque rapidement une transsudation séro-fibrineuse qui se coagule et une chute rapide de l'épithélium. Au-dessous de cet exsudat affluent de grandes quantités de leucocytes mono- et polynucléaires qui produisent çà et là dans les vaisseaux des embolies leucocytaires. L'abrine exerce donc une attraction chimiotaxique positive vis-à-vis des leucocytes, accompagnée d'une transsudation séro-fibrineuse qui forme la pseudo-membrane.

Rappelons enfin les expériences de Morax et Elmassian (1898). Instillant de la toxine diphtérique diluée au cinquième, toutes les trois minutes dans le cul-de-sac conjonctival d'un lapin ils sont arrivés à produire au bout de quarante-huit heures une exsudation pseudo-membraneuse.

Toutes ces recherches présentent un grand intérêt au point de vue de la pathologie générale ; actuellement on ne doit plus considérer le terme de pseudo-membrane comme étant l'équivalent d'infection diphtérique ; la pseudo-membrane n'est qu'un mode de réaction commun à un grand nombre de muqueuses vis-à-vis d'irritations très diverses tantôt chimiques (ammoniaque), tantôt toxiques (abrine, toxine diphtérique). Mais tantôt les toxines microbiennes ont une action spécifique, reproduisant toujours la fausse membrane à ses degrés les plus divers (bacille de Löffler); tantôt au contraire ces toxines ne peuvent produire de fausses membranes que dans certaines conditions encore mal déterminées, mais où l'état général du sujet semble jouer un rôle prépondérant (gonocoque, pneumocoque, streptocoque, bacille de Weeks).

Quoi qu'il en soit, nous devons remarquer l'importance capitale de l'examen bactériologique dans tous les cas de conjonctivite pseudo-membraneuse. Car l'aspect clinique, à lui seul, ne nous permettra jamais de décider à quelle infection microbienne nous avons à faire. S'il est vrai de dire que la plupart du temps les conjonctivites pseudo-membraneuses à bacilles de Weeks et à pneumocoques sont caractérisées par une exsudation superficielle et une évolution bénigne, il faudrait se garder de considérer ces caractères comme absolus. Nous n'en voulons pour preuve qu'une observation rapportée par M. le professeur de

Lapersonne : il s'agissait d'un enfant présentant une conjonctivite pseudo-membraneuse, réalisant d'une façon parfaite l'aspect clinique de l'ophtalmie diphtérique de de Græfe ; or l'examen bactériologique ne montrait cependant que du pneumocoque à l'état de pureté. Et inversement des exsudations conjonctivales pseudo-membraneuses superficielles, croupales pour employer le terme allemand, ont pu provoquer par contagion de graves épidémies de diphtérie pharyngée (observation de Haab).

Dans la grande majorité des cas de conjonctivite diphtérique, on ne rencontre pas le bacille de Löffler à l'état pur, il s'agit presque toujours de formes associées ; le staphylocoque et le streptocoque sont les microbes le plus fréquemment observés dans ces cas en même temps que le bacille de Löffler. On s'explique qu'il en soit ainsi, si l'on se souvient que, cliniquement, la conjonctivite diphtérique succède à une rougeole ou à une conjonctivite phlycténulaire ; l'importance de ces microbes associés est très considérable ; rappelons seulement que Sourdille et Uhthoff ont attribué au streptocoque les lésions cornéennes perforantes observées à la suite de la diphtérie conjonctivale.

L'examen bactériologique d'une conjonctivite diphtérique est donc assez complexe et nécessite à la fois l'examen direct sur lame, la culture et l'inoculation.

Examen de la fausse membrane diphtérique. —
Quelle marche devra-t-on suivre en pareil cas?
Au point de vue clinique, il est d'un grand intérêt
de pouvoir poser rapidement le diagnostic de
diphtérie conjonctivale (injection de sérum de
Roux). L'examen direct de la fausse membrane
sur lame rend dans ce cas les plus grands services.
Comme le dit Morax :

« Le nombre des saprophytes est toujours très
restreint sur la conjonctive ; et c'est pour cette
raison que la recherche du bacille diphtérique
par le microscope peut être pratiquée avec avantage. Lorsqu'on procède à la culture sur sérum
coagulé sans faire auparavant l'examen microscopique, on se heurte à de grosses difficultés
résultant du fait qu'à l'état normal comme à
l'état pathologique, on rencontre sur la conjonctive des bacilles qui, en raison de leur petit nombre
ne gênent pas l'examen microscopique, alors que
la culture les met toujours en évidence ; or, ces
bacilles forment sur sérum des colonies qui ont
les plus grandes analogies avec celles du bacille
diphtérique. L'inoculation au cobaye pourra
seule permettre d'affirmer qu'il s'agit du bacille
diphtérique virulent ; mais cet examen nécessite
quatre à huit jours d'attente, et il perd par conséquent toute son importance au point de vue thé-
rapeutique. »

Pour pratiquer cet examen, on prélèvera une
parcelle de fausse membrane, soit en frottant la

conjonctive avec un tampon d'ouate hydrophile stérilisée montée sur une pince à forcipressure, soit plus simplement en détachant la fausse membrane avec une anse de platine stérilisée.

La fausse membrane est écrasée entre deux lames. On fixe par la chaleur, on pratique une première coloration par la méthode de Gram ; les bacilles de Löffler prennent la coloration. Pour étudier les microbes associés, on traitera une seconde lamelle par coloration simple (bleu de Kühne ou bleu de Löffler).

Si ces examens sont négatifs, il ne faudra pas se hâter trop vite de conclure à l'absence du bacille de Löffler ; les examens devront être répétés à plusieurs reprises ; il arrive très souvent qu'un premier examen ne suffise pas à déceler le bacille de Löffler et qu'on n'arrive à ce résultat qu'à la suite d'examens multiples.

L'examen sur lame devra toujours être complété par la culture et l'inoculation ; les cultures nous indiqueront l'importance des espèces microbiennes associées, l'inoculation permettra de déterminer la virulence du bacille de Löffler.

Pour la culture, on prélève à l'aide d'un fil de platine une parcelle de fausse membrane et on l'ensemence sur trois tubes de sérum coagulé, suivant la méthode que nous avons déjà indiquée dans la technique générale.

Il arrivera fréquemment que l'examen ainsi pratiqué ne mettra au début en évidence que des

colonies microbiennes n'ayant qu'un rôle accessoire ; c'est ce qui arrive, par exemple, lorsqu'on
ensemence une fausse membrane provenant d'un
enfant atteint d'impétigo, dont les conjonctives
sécrètent abondamment, dont les paupières sont
agglutinées par des croûtes ; il pousse alors sur
le sérum de nombreuses colonies de staphylocoque
blanc, qui masquent celles du bacille de Löffler
(Coppez). Dans ces cas il sera bon de diluer au
préalable la fausse membrane dans un centimètre
cube de culture de bouillon, et de pratiquer
ensuite l'ensemencement sur les tubes de sérum
avec quelques gouttes de la dilution. C'est surtout
dans ces cas que les examens devront être multipliés.

Sur les tubes de sérum placés dans l'étuve à 37°
les colonies du bacille de Löffler se développent
en général au bout de dix heures et cette précocité
de développement est un des meilleurs signes
de diagnostic avec le bacille du xérosis.

Inoculation. — On devra enfin toujours contrôler
la virulence du bacille observé par l'inoculation
sous la peau du cobaye de quelques gouttes de
culture en bouillon. Lorsque l'épreuve est positive
on peut éliminer à coup sûr l'existence du bacille
du xérosis, ce dernier étant dépourvu de toute
virulence, même lorsqu'on l'inocule en grandes
quantités.

Pour résumer, nous dirons qu'en présence d'une
conjonctivite pseudo-membraneuse on devra tou-

jours pratiquer l'examen bactériologique alors même que l'ensemble des symptômes cliniques semblerait devoir faire porter un pronostic bénin.

1° Prélevant une parcelle de fausse membrane à l'aide d'une anse de platine on fera deux examens sur lame, l'un en colorant par la méthode de Gram ; l'autre en colorant par la méthode directe ; en cas de résultat négatif ces examens devront être multipliés ;

2° L'examen sera contrôlé par l'ensemencement sur trois tubes de sérum d'une parcelle de fausse membrane ; il sera souvent avantageux de diluer au préalable les fausses membranes dans un centimètre cube de bouillon ;

3° Inoculation sous la peau du cobaye de 1 centimètre cube de culture en bouillon de vingt-quatre heures.

Streptocoque. — Il est admis actuellement que le streptocoque n'existe pas sur la conjonctive saine, normale, en dehors d'un état inflammatoire plus ou moins subaigu des voies lacrymales. Dans ce dernier cas, il s'en faut de beaucoup que le streptocoque provoque fatalement une conjonctivite. Il ne faut pas oublier que le streptocoque contenu dans le canal lacrymal n'a le plus souvent qu'une virulence faible ; au contraire, quand la dacryocystite s'accompagne de conjonctivite, la virulence du bacille est beaucoup plus accentuée.

L'apport du streptocoque sur la conjonctive

semble donc lié le plus souvent à une infection naso-pharyngienne. On sait depuis longtemps que toute une variété d'érysipèles de la face ne reconnaissent pas d'autre origine et Rendu rapporte l'observation d'une conjonctivite intense qui s'accompagnait d'un petit érysipèle siégeant au niveau de l'angle interne de l'œil.

MORPHOLOGIE. — Se présente sous forme de chaînettes de cocci mesurant 1 μ environ, plus ou moins allongées, tantôt libres, tantôt intra-leucocytaires. Il se colore par les couleurs basiques d'aniline et prend le Gram.

CULTURES. — Le streptocoque est aérobie et anaérobie. Il se développe à 37° dans le bouillon avec grande facilité, formant sur la paroi du vase des dépôts floconneux adhérents qui finissent par tomber au fond en formant un dépôt grisâtre abondant. Il acidifie le bouillon et perd rapidement sa vitalité si l'on a pas pris la précaution de le repiquer avant que le bouillon ne soit acidifié. Aussi les cultures doivent-elles toujours être légèrement alcalinisées.

Le streptocoque se développe bien sur gélose, donnant le long de la strie d'ensemencement des colonies punctiformes, grisâtres, en grains de semoule.

INOCULATIONS. — Le lapin est l'animal de choix pour essayer la virulence du streptocoque. L'inoculation classique consiste à injecter un centimètre cube de culture pure en bouillon de vingt-quatre heures, dans le tissu cellulaire sous-cutané de l'oreille, à l'aide d'une seringue de Pravaz. Suivant la virulence, on pourra avoir toute une série de lésions : légère rougeur érysipélateuse, virulence faible ; érysipèle phlegmoneux avec arthrites suppurées, virulence moyenne ; enfin septicémie rapide entraînant la mort en quelques jours, virulence forte.

Conjonctivites streptococciques. — Sur la conjonctive, le streptocoque produit deux grandes variétés d'inflammation ; les conjonctivites catarrhales d'origine lacrymale ; les conjonctivites pseudo-membraneuses.

Nous rappellerons que les conjonctivites catarrhales d'origine lacrymale sont caractérisées par une injection violacée de la conjonctive et de l'épisclère ; une sécrétion peu abondante ; et surtout de l'iritis à forme séreuse avec dépôts sur la membrane de Descemet. Cette action à distance sur l'iris est explicable par la virulence des toxines streptococciques élaborées sur la conjonctive.

Il est en effet remarquable que tandis que le streptocoque qui existe dans les voies lacrymales est assez peu virulent, cette virulence se trouve renforcée au niveau de la conjonctive comme le démontrent les inoculations au lapin. On ne trouve par l'examen sur lames qu'un nombre de streptocoques assez peu abondant.

Les observations de conjonctivite pseudo-membraneuses à streptocoques sont maintenant assez nombreuses ; on les voit survenir souvent chez les enfants au cours d'une fièvre éruptive et la maladie débute souvent par de l'angine ou des pseudo-membranes nasales ; l'aspect clinique de ces conjonctivites ne diffère nullement de celui des conjonctivites à bacille de Löffler et l'on peut observer aussi bien des pseudo-membranes superficielles que de l'infiltration interstitielle de toute la muqueuse conjonctivale. Dans ces cas, le streptocoque peut être seul en cause ou associé au bacille de Löffler. On sait que pour Sourdille et Uhthoff, la perforation de la cornée au cours de la conjonctivite diphtéritique est le résultat d'une infection secondaire le plus souvent streptococcique. C'est ce qui expliquerait la gravité de ces conjonctivites pseudo-membraneuses associées.

La technique de l'examen de ces pseudo-membranes sera exposée à propos des conjonctivites diphtéritiques. Nous rappellerons seulement qu'avant d'affirmer l'existence d'une conjonctivite pseudo-membraneuse à streptocoques purs, on devra toujours multiplier les examens, le bacille de Löffler pouvant très facilement passer inaperçu pour des raisons que nous avons indiqué plus haut.

Dacryocystites. — Tandis que la présence du streptocoque n'est que rarement notée dans les mucocèles, on le trouve presque constamment dans les formes aiguës de dacryocystite. Depuis longtemps déjà Widmark lui attribuait la dacryocystite phlegmoneuse. Morax ayant étudié quatorze cas de dacryocystite aiguë constata toujours la présence à l'état pur d'un streptocoque de virulence réduite. De même, Cuénod trouve le streptocoque trois fois sur cinq cas de dacryocystite phlegmoneuse.

Staphylocoque. — Les premiers observateurs qui ont étudié la bactériologie de la conjonctive normale ont affirmé que le staphylocoque était l'hôte normal de cette muqueuse. En réalité, les cocci que l'on y décèle par la culture ne sont qu'une variété inoffensive du staphylocoque blanc, et l'on ne rencontre que bien rarement le staphylocoque doré, le seul qui soit vraiment pathogène. On sait d'ailleurs que le staphylocoque est un germe extrêmement répandu ; on le rencontre un peu partout, dans l'air, à la surface de la peau ; aussi lorsqu'on l'a décelé dans une culture, ne faut-il pas se hâter de lui attribuer un rôle pathologique en se basant sur un seul examen.

Contrairement au pneumocoque et au streptocoque le staphylocoque doré n'a que peu d'importance en pathologie oculaire. Rappelons seulement qu'il se présente sous forme de grains, tantôt isolés, tantôt réunis en amas ; libres ou intracellulaires. Il se colore par toutes les couleurs basiques d'aniline et prend le Gram. Il se développe avec la plus grande facilité sur tous les milieux de culture entre 15° et 44°. Sur gélose, il produit rapidement une culture épaisse, luisante, de couleur jaune. Le lapin et le cobaye sont réceptifs ; la mort survient rapidement après inoculation intrapéritonéale.

Staphylocoque dans la conjonctivite phycténulaire. — Duclaux et Boucheron furent les premiers à attribuer au staphylocoque la production de la conjonctivite phlycténulaire et leurs recherches furent confirmées par Bach. L'expérience de tous les jours montrait la grande fréquence de la conjonctivite phlycténulaire chez les enfants atteints d'impétigo de la face.

Mais on était en droit de se demander si les pustules étaient toujours liées à une inoculation staphylococcique ou s'il s'agissait d'un processus banal développé sous l'influence d'irritations diverses. Axenfeld se rallie à cette dernière opinion. Or, dans une série de recherches récentes, Michel a trouvé sur dix-huit examens de pustules, dix fois le staphylococcus aureus et sept fois le staphylococcus albus. Il a pu reproduire des pustules typiques en inoculant du staphylocoque sur des cornées de lapins. Mais il a pu arriver au même résultat par l'inoculation de microbes variés (pneumocoque, pneumobacille). Le staphylocoque n'est donc pas le seul agent infectieux susceptible de développer la kérato-conjonctivite phlycténulaire.

Il existe un petit nombre d'observations de conjonctivites pseudo-membraneuses à staphylocoques (un cas de Pichler, trois cas de Lor); dans les cas de Lor, l'affection avait été précédée de poussées d'impétigo soit du côté de la face, soit du côté de la conjonctive.

Gonocoque. — Le gonocoque ne se rencontre pas sur la conjonctive normale. Marthen a, il est vrai, décelé sur la conjonctive des cocci se décolorant par le Gram; mais ils se cultivent très facilement sur les milieux ordinaires, ce qui prouve bien qu'il ne s'agit pas là de gonocoques.

Morphologie. — Le gonocoque dans le pus se présente sous l'aspect de microcoques de 0,4 à 0,6 μ, légèrement aplatis, réniformes et réunis le plus souvent par deux ou par quatre. Ils sont en général intracellulaires.

Coloration. — Ils se colorent très bien par toutes les couleurs basiques d'aniline et en particulier par la thionine; ils se décolorent par le Gram. Ces deux réactions importantes permettent de les distinguer des nombreux cocci et diplococci qui se développent en même temps qu'eux.

Cultures. — Le gonocoque ne se développe bien que sur le sérum humain. Le milieu de culture le meilleur est la gélose additionnée de 1/3 de liquide d'ascite. Le gonocoque forme là de petites colonies transparentes, minces, mucoïdes.

Inoculations. — Les animaux sont peu sensibles à l'injection sous-cutanée du pus gonococcique. L'inoculation dans le péritoine d'un cobaye de cultures sur bouillon amène au contraire rapidement la mort de l'animal.

Nous rappellerons que Legrain a obtenu chez le cobaye une légère conjonctivite purulente avec gonocoques à l'intérieur des cellules de pus. Morax et Elmassian ont instillé dans le cul-de-sac conjonctival d'un lapin des cultures vivantes ou filtrées de gonocoque provenant d'une uréthrite blennorragique intense ; ils ont observé ainsi une hyperémie manifeste avec infiltration leucocytaire et chute de l'épithélium. La toxine gonococcique à elle seule ne produisait pas de lésions cornéennes.

Le gonocoque produit :

1° Des conjonctivites purulentes d'intensité variable (ophtalmie blennorragique de l'adulte ; ophtalmie purulente des nouveau-nés ; conjonctivites dites leucorrhéiques, consécutives, comme l'a montré Morax, à une vulvo-vaginite blennorragique, et d'intensité très atténuée).

2° L'ophtalmie blennorragique métastatique.

3° Une variété de conjonctivite pseudo-membraneuse.

1° Les caractères cliniques bien connus de l'ophtalmie blennorragique et de l'ophtalmie purulente ne nous arrêteront pas. Nous rappellerons seulement qu'au point de vue anatomo-pathologique la conjonctivite blennorragique est caractérisée par un gonflement considérable de tous les éléments papillaires. Il existe au début une infiltration séreuse de la sous-muqueuse qui est bientôt envahie par un nombre considérable de cellules lymphatiques. Mais quelle qu'ait été la violence de l'inflammation, alors même qu'il y aurait eu nécrose de la cornée, la conjonctive revient toujours à son état normal. A l'inverse de ce qui se passe dans le trachome, le gonocoque de Neisser n'amène jamais de cicatrices conjonctivales.

Examen de la sécrétion dans l'ophtalmie purulente. — Lorsqu'on a à examiner le pus d'une ophtalmie des nouveau-nés, on devra se souvenir que ce pus contient fréquemment des diplocoques ressemblant beaucoup au gonocoque par leur morphologie et leur disposition à l'intérieur des cellules (pseudo-gonocoques d'Axenfeld). Mais ils s'en distinguent :

1° Parce qu'ils se colorent par le Gram ;

2° Parce qu'ils poussent sur les milieux de culture ordinaires à la température de la chambre. Aussi devra-t-on pour les éliminer recourir à deux colorations :

On commencera d'abord par colorer la sécrétion étalée sur la lamelle par la thionine phéniquée qui est un excellent colorant du gonocoque.

On complètera l'examen par la méthode de Gram.

Enfin, si l'on a encore des doutes, l'examen des cultures les lèvera, car les diplocoques se développent facilement sur les milieux ordinaires et à la température habituelle. Au contraire, le gonocoque ne se cultive bien que sur la gélose-ascite ou le sérum de sang humain.

2º Le gonocoque a été trouvé une fois par Morax dans une conjonctivite blennorragique métastatique. On sait que cette affection dont les symptômes ressemblent à ceux de la sclérite alterne avec des poussées rhumatismales et est attribuée en général à une infection gonoccique de nature endogène.

3º Le gonocoque ne détermine pas seulement des inflammations catarrales ou purulentes de la conjonctive. Chez des enfants atteints d'ophtalmie purulente, il arrive parfois qu'à un moment donné les symptômes se modifient et que l'on se trouve en présence d'une conjonctivite pseudo-membraneuse. Nous laissons bien entendu de côté les cas où cette évolution pseudo-membraneuse s'expliquait par l'action de cautérisations trop énergiques au nitrate d'argent ; dans les cas de Jacobsen, de Valude, de Lor, aucun traitement n'avait été institué. L'examen bactériologique décela le gonocoque dans les cas de Lor.

On ignore les raisons de cette transformation. Ce que l'on sait bien en revanche, c'est la gravité toute spéciale de cette forme d'ophtalmie pseudo-membraneuse, qui se termine le plus souvent par perforation de la cornée.

On voit la grande importance de l'examen bactériologique ; la constatation du gonocoque dans une pseudo-membrane conjonctivale devra faire porter un pronostic des plus réservés.

Action du gonocoque sur la cornée. — On connaît la fréquence des lésions cornéennes au cours de l'ophtalmie blennorragique. Les examens anatomo-pathologiques sont peu nombreux. Deux examens de Dinkler permettent de penser que la perforation de la cornée dépend du gonocoque et non pas, comme dans la diphtérie, d'une infection streptococcique surajoutée. Dans les cas de Dinkler, il s'agissait de deux yeux énucléés pour perforation de la cornée au cours d'une ophtalmie blennorragique ; on constata la présence d'amas de gonocoques entre les cellules épithéliales, dans le stroma cornéen, dans l'iris et dans la chambre antérieure.

Aspergillus fumigatus. — Bien que les observations de kératite aspergillaire observées depuis le travail de Leber, soient très rares, il est probable que le nombre en serait beaucoup plus élevé si tous les ulcères à hypopion étaient examinés systématiquement au point de vue bactériologique.

Rappelons qu'au point de vue clinique, ces kératites aspergillaires ont toujours succédé à des contaminations par de la terre ou des matières végétales. Elles se présentent sous forme d'une ulcération cornéenne arrondie, grisâtre, remarquable par sa grande sécheresse. Le fond de l'ulcère, complètement nécrosé, se détache facilement du reste du tissu cornéen et lorsqu'on l'a enlevé, la guérison s'opère avec la plus grande facilité.

Si l'on examine au microscope le produit du grattage de la portion nécrosée, on trouve un aspect des plus caractéristiques ; c'est un épais feutrage de mycélium, se colorant très bien par l'hématoxyline et surtout par la coloration de Weigert pour la fibrine ; il ne se colore pas par le carmin. Son épaisseur est de 0,003 à 0,004 millimètres. De ce mycélium se détachent par place des ramifications perpendiculaires portant des conidies. Dans tous les cas observés, il s'agissait de la variété désignée sous le nom d'*aspergillus fumigatus* ; elle se distingue de l'*aspergillus glaucus* par ses dimensions beaucoup moins considérables. Le diamètre des conidies est de 3 à 4 μ ; elles sont de couleur verdâtre, lisses et ne présentent pas de bosselures.

Les ensemencements seront pratiqués sur le liquide de Raulin ; l'aspergillus fumigatus y donne en moins de quinze heures d'abondants flocons.

Sur pomme de terre, on aura très vite des stries abondantes de couleur noirâtre.

Microbes anaérobies. — Dans ces dernières années les travaux de Veillon, Zuber, Hallé, Rist, etc., ont démontré l'existence de microbes anaérobies dans divers foyers de suppuration fétide ou gangreneuse.

Dans le pus d'une péricystite lacrymale, MM. Veillon et Morax ont trouvé, outre du streptocoque, deux espèces anaérobies auxquelles il rapportent la fétidité du pus et l'aspect gangreneux du foyer péricystique. L'une de ces espèces est identique à celle décrite d'abord par Veillon et ensuite par Hallé sous le nom de *bacillus funduliformis* ; ce sont des bâtonnets de longueur très variable et polymorphes, se colorant mal, ne prenant pas le Gram et donnant dans les tubes de gélose glucosée de petites colonies microscopiques grisâtres d'abord et punctiformes, puis plus tard jaunâtres.

L'autre espèce est un cocco-bacille également

anaérobie strict et n'ayant jamais été décrit jusque-là.

Dans le même ordre d'idées Baup et Stanculéanu étudiant les suppurations du sinus maxillaire considèrent les empyèmes à pus fétide comme relevant d'une infection d'origine dentaire ; ils ont en effet trouvé dans ce cas de nombreuses espèces anaérobies.

Pour cultiver les anaérobies, on emploiera la technique de Veillon et Zuber, que Morax résume en ces termes.

« On répartit dans des tubes ordinaires de la gélose glucosée (1 gr. 50 pour 100), sur une hauteur de 10 centimètres, puis on la stérilise comme d'habitude. Pour faire l'ensemencement, on fait fondre une dizaine de tubes en les plaçant dans un bain-marie d'eau bouillante. Une fois la fusion de la totalité de la gélose obtenue, on laisse refroidir en la portant dans un bain-marie à 39°-40°. On prélève une trace de pus avec une pipette à longue effilure qu'on plonge successivement dans les tubes maintenus liquides en ayant soin d'agiter pour bien séparer les microbes. Immédiatement après l'ensemencement les tubes sont plongés dans l'eau froide pour faire solidifier la gélose. Si l'opération a été bien faite, les colonies, qui sont confluentes dans le premier tube ne sont qu'au nombre de trois ou quatre dans le dernier. »

DEUXIÈME PARTIE
TECHNIQUE GÉNÉRALE

CHAPITRE IV
MANIÈRE DE RECUEILLIR LES PIÈCES D'EXAMEN

Des pièces d'examen

Les pièces fraîches seront recueillies au cours des opérations. De nos jours, où l'on a bien limité les indications de l'énucléation, le nombre

5.

des globes oculaires dont on peut disposer a considérablement diminué pour le plus grand bien des opérés. C'est donc rarement que l'on pourra disposer de globes dans leur totalité. Les yeux prélevés sur des animaux nous fourniront toutes les préparations dont nous avons besoin pour la technique histologique normale. Pour l'étude de l'œil humain, on se procurera aisément des pièces sur les tables d'amphithéâtre, pièces normales ou pathologiques. Mais dans ces conditions, il est nécessaire de savoir avec quelle rapidité se manifestent les altérations cadavériques, en particulier dans la rétine. Un procédé qui nous a donné d'assez bons résultats consiste à injecter dans le corps vitré un liquide fixateur tel que le formol, le sublimé, à une époque aussi rapprochée que possible de la mort. Cette injection permet une conservation ordinairement suffisante pour attendre les délais légaux d'autopsie.

Comme pièces d'étude prélevées chez les animaux, l'œil du lapin, du chien, du porc, seront le plus souvent utilisés.

Quelle que soit l'origine de la pièce, il y a intérêt, dès qu'on la possède, à la placer sans retard dans les liquides fixateurs ou conservateurs appropriés.

Nous avons vu précédemment la technique à employer pour recueillir les exsudats, les sécrétions devant servir aux examens bactériologiques.

Anesthésie des animaux.

Le plus souvent, on se contentera de l'anesthésie locale. Pour les grands délabrements ou les manipulations prolongées, on donnera la préférence à l'anesthésie générale.

L'anesthésie générale sera obtenue par les inhalations de chloroforme ou d'éther. Ces inhalations doivent être surveillées avec la plus grande attention, les animaux en expérience pouvant succomber facilement à l'emploi de ces anesthésiques. Les accidents avec l'éther nous ont paru moins à craindre.

Le chien dont la sensibilité vis-à-vis des anesthésiques est extrême, sera de préférence endormi à l'aide d'injections intra-veineuses d'une solution de chloral-morphine :

```
Chloral.....................   12gr,50
Chlorhydrate de morphine....   30 cgr.
Eau distillée...............   125 grammes.
```

Les injections sont pratiquées dans la veine saphène toujours très apparente chez cet animal, la peau préalablement rasée et lavée.

Il faut environ un à deux centimètres cubes par kilo d'animal.

Des instruments de laboratoire.

Le microscope pour convenir à la fois aux recherches histologiques, anatomo-pathologiques et bactériologiques devra posséder au moins trois objectifs :

Un objectif faible, 50 diamètres environ.

Un objectif fort, 400 diamètres environ.

Un objectif à immersion à huile, 800 à 1000 diam.

La disposition de ces objectifs sur un porte-revolver est d'une grande commodité.

Nous recommandons aussi l'usage de la platine mobile.

Le modèle que nous employons au laboratoire a été construit par Stiassnie sur les indications du professeur Calmette, de Lille.

En réglant l'éclairage avec un diaphragme, surtout le diaphragme à iris, on tire le plus grand parti des colorations.

L'emploi de l'éclairage Abbe sera réservé aux grossissements forts et en particulier aux objectifs à immersion.

D'une façon générale, on commencera toujours l'examen d'une préparation histologique à un faible grossissement. On se renseignera ainsi sur la disposition topographique de la préparation, et on portera son choix sur les points qui doivent être étudiés à un grossissement plus fort.

Pour les grossissements faibles la mise au point se fera à l'aide de la crémaillère. Pour les autres et pour l'immersion, la main ne devra pas quitter la vis micrométrique qu'elle mettra sans cesse en mouvement.

La vision des fins détails est ainsi grandement facilitée.

On veillera à la conservation en parfait état du microscope et surtout des objectifs. On prendra soin d'essuyer soigneusement l'huile de cèdre qui a servi à l'immersion ; on évitera de frotter les objectifs avec des linges durs qui pourraient amener des rayures des lentilles.

Des microtomes. — Il y a toujours avantage à s'habituer aux coupes à la main ou à l'aide du microtome de Ranvier.

Mais, le plus souvent, il faudra avoir recours à des appareils spéciaux.

D'une façon générale, on utilisera un microtome différent, suivant que les coupes ont subi l'inclusion à la celloïdine ou à la paraffine.

Pour pratiquer les coupes à la celloïdine, on se servira du microtome dit à chariot.

Les coupes à la paraffine seront faites à l'aide du microtome à bascule ou du microtome type Minot. On trouvera la description de ces appareils dans les traités de technique générale ou les catalogues des divers fabricants.

Le rasoir appellera toute notre attention. Du bon tranchant du rasoir dépendent en partie les bonnes coupes.

Il sera bon de se familiariser avec le repassage de cet instrument et d'y procéder d'une façon sommaire, chaque fois qu'on aura à en faire usage.

Les liquides colorants et les divers réactifs

employés sont maintenus dans de petits flacons d'une contenance d'environ 60 centimètres cubes. On aura avantage à placer c. s flacons dans une boîte à compartiments contenant les liquides les plus usuellement employés.

Les lames et lamelles de dimensions ordinaires, suffiront pour l'usage courant.

Mais il sera nécessaire d'en posséder de dimensions supérieures, par exemple de 76×30 millimètres pour les lames et de 33×27 millimètres pour les lamelles.

Les lames seront conservées avec avantage dans l'alcool à 70°.

Orientation de l'œil.

Pour éviter les erreurs dans l'orientation d'un œil, on pourra, aussitôt l'énucléation pratiquée, marquer la partie supérieure de la cornée avec la pointe d'un crayon au nitrate d'argent.

Mais si l'on n'a pas pris cette précaution, il sera encore assez facile de s'y reconnaître, en se rappelant que le limbe scléro-cornéen ne dessine pas une circonférence régulière, mais un ovale à grand axe horizontal. Mettant, grâce à cette donnée, l'œil en position horizontale, on se rappellera que le nerf optique ne s'insère pas exactement au niveau du pôle postérieur, mais un peu en bas et en dedans. On saura ainsi s'il s'agit d'un œil droit ou d'un œil gauche.

On pourra aussi, pour reconnaître le méridien horizontal, se baser sur le trajet des artères ciliaires longues ; ces artères pénètrent dans la sclérotique de chaque côté du nerf optique, et, suivant une direction horizontale, elles se dirigent vers sa partie antérieure ; elles apparaissent par transparence à travers la sclérotique, formant deux lignes sombres dont le trajet indique la situation du méridien horizontal.

Coupe de l'œil à l'état frais.

En règle générale, on devra toujours s'abstenir d'ouvrir un œil avant son durcissement complet ; on s'expose ainsi à déchirer la rétine, à rompre la zonule et à perdre une notable quantité de corps vitré, mais surtout, on donne issue à des exsudats ou à des hémorragies dont l'étude histologique eût été très intéressante.

Néanmoins, on est amené dans certains cas à examiner le contenu de l'œil, pour vérifier un diagnostic aussitôt après l'énucléation.

Dans ce cas, on orientera la coupe parallèlement à l'équateur de l'œil.

On commencera, à l'aide d'un rasoir bien affilé, par faire une première section de toutes les membranes de l'œil ; plaçant celui-ci sur une compresse ou dans un cristallisoir contenant de l'eau distillée, on achèvera au moyen d'une pince et de ciseaux droits la section complète de l'œil, suivant son méridien équatorial.

On ne devra jamais couper un œil à l'état frais suivant son diamètre antéro-postérieur.

Examen des pièces à l'état frais.

L'examen des pièces fraîches, sans durcissement préalable, présente un grand intérêt clinique. Il sera souvent très utile d'être renseigné rapidement sur la nature d'une tumeur dont on vient de pratiquer l'ablation. D'autre part, il est toujours nécessaire de pratiquer l'examen immédiat des liquides auxquels on a donné issue par une ponction exploratrice.

1º *Examen des liquides.* — Cet examen pourra se faire très simplement en plaçant sur une lame porte-objet quelques gouttes du liquide que l'on recouvre d'une lamelle. Il sera également intéressant de faire des préparations sèches, en employant le même procédé que pour l'examen bactériologique des sécrétions. On colore au carmin et à l'hématoxyline et on examine à l'immersion.

2º *Examen des tumeurs.* — L'examen des tumeurs peut être pratiqué par dissociation ou par coupes.

L'examen des parcelles de tumeur après dissociation se fera d'une façon analogue à celle des sérosités. On gratte avec une aiguille à dissocier la surface de la tumeur; on recueille les parcelles néoplasiques que l'on place sur une lame. Ces parcelles pourront être étudiées : 1° dans une goutte de glycérine ou de solution saline physiologique que l'on recouvre d'une lamelle ; 2° après étalement, dessèchement et coloration par le carmin ou l'hématoxyline.

3° *Examen des pièces congelées.* — Lorsqu'on veut pratiquer des coupes extemporanées, on devra recourir à la méthode de la congélation. Cette méthode n'est pas à recommander toutes les fois qu'il s'agit de pièces fragiles ou volumineuses. Les tissus sont en effet facilement déchirés par les fragments de glace qui se forment à leur intérieur. On ne devra donc guère compter sur ce procédé pour pratiquer des coupes de tout un segment postérieur ; en revanche, la méthode est très applicable aux coupes de petits objets (fragments de tumeurs, nerf optique).

On emploiera d'habitude le microtome à congélation ; nous ne nous attarderons pas à la description de cet instrument dont le mode d'emploi se trouve dans les traités spéciaux ; au contraire, nous indiquerons une méthode très simple qui nous a permis de le remplacer lorsque nous avions à pratiquer des coupes sur des fragments de tumeurs.

On prend un petit cylindre de moelle de sureau que l'on fend en deux moitiés suivant son axe longitudinal ; le sureau doit au préalable avoir été maintenu dans l'eau pendant quelques jours ; sur l'une des faces planes d'un demi-cylindre ainsi obtenu, on creuse une logette destinée à recevoir la pièce que l'on veut couper. La pièce étant mise en place, on réunit les deux demi-cylindres par leur face plane et on les assujettit à l'aide d'un fil. On monte le tout dans la pince du microtome à plan incliné; il ne reste plus qu'à congeler la pièce ; on y parvient aisément par des pulvérisations au chlorure d'éthyle. Il est dès lors facile de pratiquer un nombre de coupes suffisant pour l'étude de la tumeur ; on pulvérise après chaque coupe un peu de chlorure d'éthyle à la surface de la pièce.

Les coupes sont ensuite lavées à l'eau et colorées par les procédés ordinaires.

CHAPITRE V

TECHNIQUE DES FIXATIONS

Fixation.

La fixation a pour but de conserver aux éléments des tissus la forme qu'ils avaient pendant la vie, et de rendre insolubles les éléments constitutifs des cellules qui, sans cela, pourraient être plus ou moins dissous et enlevés par les opérations ultérieures.

Le mode d'action des fixateurs est très variable ; les uns fixent en coagulant l'albumine des tissus : alcool, acide picrique ; d'autres, tels que le bichromate de potasse, se combinent avec le protoplasma des cellules ; enfin l'acide osmique, le sublimé, agissent en se réduisant au contact des tissus.

« Un bon fixateur devrait posséder les propriétés suivantes : tuer aussi rapidement que possible ; conserver tous les éléments qu'on désire fixer ; donner une bonne différenciation optique, posséder assez de pouvoir de pénétration pour fixer aussi bien les couches profondes de tissu que les couches superficielles ; causer le moins possible de ratatinement des tissus » (Henneguy).

Aucun réactif simple ne réunit toutes ces qualités et l'on s'explique ainsi que les meilleurs fixateurs soient constitués par des mélanges.

Étant donnée la variété des éléments histologiques qui entrent dans la constitution de l'œil, on conçoit la nécessité d'une connaissance approfondie des indications et des propriétés des différents fixateurs.

Fixation à l'alcool. — L'alcool agit en coagulant l'albumine et en déshydratant les tissus. Son action s'accompagne donc d'une rétraction prononcée. Cet inconvénient est surtout appréciable en ce qui concerne le corps vitré ; mais les membranes profondes de l'œil, après une fixation trop énergique par l'alcool, pourront être ratatinées et déchirées. Aussi doit-on absolument en proscrire l'emploi lorsqu'on désire fixer le globe oculaire dans sa totalité.

Cette fixation doit être employée :

1° Lorsqu'on désire faire des colorations de bacilles sur coupes ; les bacilles prennent ainsi très bien la coloration.

2° Dans les cas où l'on veut examiner des fragments de tissus très petits — parcelles de tumeurs, fragments de rétine. C'est ainsi que pour l'étude de l'épithélium pigmentaire de la rétine, la fixation à l'alcool nous a donné d'excellents résultats. De même, Druault a employé avec grand avantage l'alcool absolu pour fixer la rétine détachée dans le but de colorer les granulations de Nissl.

Pour fixer des globes oculaires entiers, on devra les faire passer dans des alcools à concentration croissante.

Alcool à 70°........................	1 jour.
Alcool à 80°	1 —
Alcool à 95°.......................	1 —
Alcool absolu......................	1 —

Au contraire, les petits fragments de tissu devront être fixés directement dans l'alcool absolu. Mais comme l'eau qu'ils contiennent, se déposant au fond du flacon produirait vite autour d'eux un milieu hydraté, on devra garnir le flacon d'une couche d'ouate hydrophile qui aura pour effet de soulever la pièce et de la maintenir constamment dans l'alcool absolu.

La durée de la fixation par l'alcool absolu ne doit pas excéder quarante-huit heures, sinon la pièce deviendrait cassante. Si on ne l'inclut pas immédiatement, on devra, en attendant, la porter dans de l'alcool à 90°.

Fixation à la liqueur de Müller. — La liqueur de Müller, fixateur employé pendant bien longtemps à l'exclusion de tous les autres, est composée de :

Bichromate de potasse........	2gr,5
Sulfate de soude..............	1 gramme.
Eau distillée............. ...	100 grammes.

La liqueur de Müller pénètre rapidement à l'intérieur des tissus ; un courant de diffusion s'établit en sens inverse ; aussi doit-on la renouveler tous les jours pendant les huit premiers jours et de temps en temps par la suite. La durée du séjour d'un bulbe entier dans ce fixateur est de six semaines environ.

Quand la fixation est achevée, on lave le bulbe à l'eau courante pendant vingt-quatre heures et on le durcit dans des alcools à concentration croissante.

INDICATIONS. — La liqueur de Müller ne convient pas pour les recherches d'histologie fine et en particulier pour l'étude des structures nucléaires. Son emploi exclusif par les anciens histologistes a beaucoup contribué à propager certaines erreurs sur la structure de la rétine ; en particulier, comme l'a montré Dimmer, elle exerce sur cette membrane des tiraillements qui modifient complètement la configuration de la macula.

Elle a encore l'inconvénient de ne pas permettre la recherche de bacilles sur les coupes.

Pour ces raisons diverses, la liqueur de Müller devra être rejetée lorsqu'on voudra se livrer à des examens un peu délicats.

En revanche, on peut l'employer sans inconvénient pour fixer des globes oculaires sur lesquels on ne se propose de faire aucune étude bien spéciale. On sait, en outre, qu'elle fixe admirablement les globules rouges dans les vaisseaux, leur conservant leur forme, et leur donnant une teinte brun rougeâtre.

Enfin, la liqueur de Müller est encore indiquée toutes les fois qu'on voudra pratiquer l'examen des nerfs optiques par la méthode de Weigert-Pal.

Fixation au sublimé. — La solution de sublimé employée pour fixer est une solution forte :

Sublimé.....................	50 grammes.
Chlorure de sodium	10 —
Eau distillée.................	1000 —

L'œil plongé en entier dans cette solution y est laissé pendant douze à vingt-quatre heures. Laver à l'eau *courante* pendant un à deux jours.

On doit ensuite enlever tout le sublimé contenu dans la pièce pour en éviter ultérieurement la précipitation sous forme de dépôts noirs. Pour cela, on la fait passer dans de l'alcool à 70° que l'on a additionné d'iode jusqu'à ce que la solution ait

une teinte brun acajou ; on renouvelle cette solution jusqu'à ce qu'elle ne se décolore plus par suite de la formation d'iodate de mercure.

Laver ensuite à l'alcool à 70° et faire passer par les alcools progressifs. Inclure.

INDICATIONS. — La fixation au sublimé est une des plus précieuses dont nous disposions ; c'est elle qui convient le mieux toutes les fois qu'il s'agit d'étudier de fines structures nucléaires, des figures de karyokinèse. Le sublimé est indiqué lorsqu'on veut étudier les corps de Nissl des cellules ganglionnaires de la rétine.

Fixation au formol. — Le formol est une solution aqueuse d'aldéhyde formique. La solution du commerce est au titre de 40 p. 100. On doit la considérer comme une solution pure et l'étendre de neuf fois son volume d'eau pour l'utiliser ; la solution employée est une solution au titre de 10 p. 100.

L'œil est plongé en entier dans le formol ; s'il s'agit d'une pièce susceptible de se recroqueviller ou de se déformer, on devra lui conserver sa forme en l'étendant sur un bouchon de liège ou par tout autre procédé analogue. En effet, le formol fixe rapidement et définitivement, et c'est un de ses grands avantages.

La fixation durera douze à vingt-quatre heures, suivant l'épaisseur de la pièce ; on ne dépassera jamais cette limite.

Aussitôt après, et sans avoir besoin de laver

à l'eau, passage aux alcools progressifs, inclusion, coupes.

AVANTAGES. — La fixation au formol est la meilleure toutes les fois qu'on veut étudier le bulbe en entier. Elle permet l'application de toutes les colorations, même du Weigert, et conserve très bien dans leur forme les parties profondes de l'œil. La cornée traitée par le formol garde toute sa transparence.

Répétons encore que la fixation au formol ne doit pas être prolongée trop longtemps ; sinon, la cornée, la sclérotique et surtout le cristallin prendraient une trop grande dureté. Cet inconvénient contre-indique l'emploi du formol lorsqu'on veut étudier la structure du cristallin sur des coupes minces.

Fixation au mélange d'acide picrique et de sublimé. — Ce mélange convient très bien pour les petits fragments de tissus. On emploie la solution suivante :

Solution saturée aqueuse d'acide picrique......................	100	grammes.
Solution saturée de sublimé.....	100	—
Eau distillée....................	200	—

Laisser les petits fragments de tissus dix à vingt heures dans ce mélange.

Laver rapidement à l'eau.

Passer ensuite à l'alcool iodé, puis aux alcools progressifs.

Fixation à l'acide osmique. — L'acide osmique

ou tétroxyde d'osmium possède la propriété de se réduire en noir au contact des substances organiques. Aussi doit-il être conservé à l'abri de la lumière et surtout des poussières, dans des flacons bouchés à l'émeri.

L'acide osmique est le fixateur par excellence pour toutes les formes cellulaires ; lui seul permet d'étudier certaines parties de la rétine, telles que les cônes et les bâtonnets. Mais il n'est que très peu pénétrant ; et comme son action est extrêmement rapide, il produit très vite des fixations excessives ; les cellules prennent alors un aspect homogène et vitreux, ne montrant que fort peu de détails de structure. Aussi devrons-nous toujours prendre des objets très minces et ne pas avoir à prolonger la fixation trop longtemps.

L'acide osmique peut être employé de deux manières : en vapeurs ; en solution à 1 p. 100.

ACIDE OSMIQUE EN VAPEURS. — Verser au fond d'un flacon un peu de solution d'acide osmique à 1 p. 100. Si l'on veut fixer une rétine (ce qui est le cas le plus fréquent), on enlèvera par une section équatoriale tout le segment antérieur de l'œil ; on fera écouler le corps vitré ; attachant le segment postérieur de l'œil à la partie inférieure du bouchon, au moyen d'un fil, on le suspendra dans le flacon. La fixation de la rétine sera ordinairement complète au bout d'une demi-heure.

ACIDE OSMIQUE EN SOLUTION. — Il n'est jamais nécessaire de dépasser le titre de 1 p. 100. On emploiera de préférence des solutions à 0,50 p. 100.

L'acide osmique est livré dans le commerce dans de petits tubes de verre, d'une contenance de un gramme. Pour préparer la solution, on projette un de ces tubes dans un flacon de verre bouché à l'émeri; on brise le tube avec une pince et on verse immédiatement la quantité voulue d'eau distillée.

Les pièces fixées par les solutions d'acide osmique doivent être lavées à l'eau longtemps et soigneusement, afin d'éviter qu'il ne reste des traces d'acide osmique dans les tissus, ce qui ferait sûrement noircir les préparations.

Placer ensuite les pièces pendant vingt-quatre heures dans le liquide de Müller, ce qui a l'avantage de faciliter les colorations ultérieures par le carmin.

Coloration au carmin aluné et au picrocarmin.

Montage dans le baume.

Fixation au liquide de Flemming. — Le liquide de Flemming ou mélange chromo-acéto-osmique, est composé de :

```
Acide chromique à 1 p. 100.. ....   15 parties.
Acide osmique à 2 p. 100........    4   —
Acide acétique cristallisable......  1 partie.
```

L'adjonction d'acide acétique a pour but de favoriser les colorations ultérieures. Comme ce mélange se conserve mal, il sera bon de ne le faire qu'au moment où l'on doit s'en servir. On aura toujours prêtes deux solutions d'acide chromique et d'acide osmique, aux titres de 1 p. 100 et de 2 p. 100 ; on les mélangera suivant les proportions indiquées en ajoutant 5 p. 100 d'acide acétique au mélange.

Laisser la pièce pendant vingt-quatre heures dans le fixateur, si elle est petite, un à deux jours pour les pièces plus volumineuses. Éviter une fixation trop prolongée qui rendrait la pièce cassante et la coloration plus difficile.

Laver à l'eau six heures si la fixation a duré un jour ; douze heures lorsqu'on l'a prolongée pendant deux jours.

Alcools.

Coloration à la safranine à 1 p. 100. L'hématoxyline colore mal les pièces fixées au Flemming.

La liqueur de Flemming convient très bien pour les études cytologiques : structures cellulaires, figures de karyokinèse. C'est un des meilleurs fixateurs du corps vitré.

Liqueur d'Hermann. — Mélange de chlorure de platine et d'acide osmique.

Chlorure de platine à 1 p. 100	15
Acide osmique à 2 p. 100	4
Acide acétique	1

Mêmes règles de fixation, de lavage et de coloration que pour la liqueur de Flemming. La liqueur d'Hermann est employée aussi pour l'étude des fines structures nucléaires.

Liqueur de Müller et acide osmique. — On obtient une très bonne fixation des petites pièces en mélangeant l'acide osmique au liquide de Müller suivant les proportions indiquées par Renaut.

> Liqueur de Müller......... 100 cent. cubes.
> Acide osmique à 1 p. 100.. 2 à 5 —

La pièce est suspendue par un fil dans ce liquide que l'on renouvelle deux ou trois fois en vingt-quatre heures.

Puis on le remplace par la liqueur de Müller pure.

6.

CHAPITRE VI

LAVAGE. — DURCISSEMENT ET SECTION DE L'ŒIL. — INCLUSION ET MONTAGE DES PIÈCES. — COLORANTS.

Lavage.

Nous avons vu qu'au sortir de presque tous les liquides fixateurs, le globe oculaire doit être lavé plus ou moins longtemps.

Pour ce faire, on place l'œil au fond d'un bocal dont le bouchon est percé de deux trous ; dans l'un de ces trous est placé un entonnoir sur lequel on fait arriver l'eau d'un robinet ; cette eau remplit le bocal et ressort par le second trou ; on peut donc très commodément laver la pièce aussi longtemps qu'on le voudra sous un courant continu.

Durcissement aux alcools. — La pièce une fois lavée doit être passée aux alcools qui ont pour effet de la déshydrater complètement et de lui donner la consistance indispensable pour être coupée.

On ne doit pas recourir d'emblée aux alcools forts dont l'action trop brutale amènerait une rétraction des tissus.

On commencera par mettre la pièce :

```
          Un jour dans l'alcool  à 70 p. 100.
Puis un jour          —         à 80 p. 100.
     Un jour          —         à 90 p. 100.
     Un jour          —         à 95 p. 100.
     Deux jours       —         absolu.
```

La pièce est prête pour l'inclusion. C'est à ce moment seulement que l'on doit procéder à l'ouverture de l'œil.

Section de l'œil. — Cette section est des plus importantes ; si elle n'est pas exécutée correctement, on éprouve de grandes difficultés à bien orienter la pièce sur le microtome.

On a souvent l'habitude de couper l'œil suivant

un grand cercle antéro-postérieur passant, en avant par le centre de la cornée, en arrière par la papille. Cette section présente deux inconvénients :

1° Elle est très difficile à exécuter correctement ;

2° On risque surtout de perdre la partie la plus intéressante de l'œil : la macula. Dans ces conditions, en effet, la région papillo-maculaire est celle qui viendra la première à la coupe lorsqu'on aura placé la pièce sur le microtome. Et les premières coupes sont toujours des coupes d'essai plus ou moins sacrifiées.

Aussi dans la majorité des cas, on enlèvera au pôle supérieur et au pôle inférieur de l'œil, deux calottes sphériques dont la hauteur sera égale au cinquième environ du diamètre de l'œil ; leur surface de section sera perpendiculaire au diamètre vertical. Il suffira de coller, après l'inclusion, l'œil sur la surface de section inférieure et de commencer les coupes par la surface supérieure ; il sera donc très facile de pratiquer au niveau de la région papillo-maculaire des coupes très minces et bien orientées.

Cependant, dans les cas où l'œil contient un néoplasme, la section sera pratiquée suivant un diamètre passant par la partie la plus large de la tumeur ; il est souvent assez facile d'apprécier par la palpation le point d'implantation de cette dernière.

Préparation des coupes incluses à la celloïdine.

L'inclusion donne à la pièce la consistance qui lui permet d'être coupée. Nous ne retiendrons que deux méthodes d'inclusion : la celloïdine et la paraffine. La première nous paraît la méthode de choix en technique oculaire.

Inclusion à la celloïdine. — Pour l'inclusion à la celloïdine, deux solutions sont nécessaires : une solution forte et une solution faible.

La celloïdine nous est livrée en tablettes. Pour obtenir la solution forte, on découpe la plaque de celloïdine en petits fragments qu'on introduit dans un flacon où se trouve un mélange d'alcool absolu et d'éther sulfurique dans les proportions :

Éther sulfurique.................... 225 parties.
Alcool absolu..................... 200   —

On dissout la celloïdine de manière à avoir une solution ayant une consistance sirupeuse.

Pour obtenir la celloïdine faible, on ajoutera à 100 centimètres cubes de la solution forte, 50 centimètres cubes du mélange d'alcool absolu et d'éther dans les proportions ci-dessus.

Pour obtenir une bonne inclusion à la celloïdine, on devra déshydrater complètement le globe oculaire. Or, au sortir de l'alcool absolu, on a été obligé de le manipuler assez longtemps pour l'ouvrir. Il est donc indispensable de le faire repasser quelques heures par l'alcool absolu avant de l'inclure.

Le globe oculaire est alors porté à l'aide d'une pince pendant vingt-quatre heures dans un mélange à parties égales d'alcool et d'éther et placé ensuite dans la solution de celloïdine faible.

On devra le laisser longtemps dans cette solution, de manière à ce qu'il soit bien imprégné de celloïdine; c'est la condition essentielle pour obtenir une bonne inclusion. Pour un globe entier, la durée d'imprégnation est au minimum de quinze jours.

La pièce passera alors dans la celloïdine forte; on la mettra à cet effet dans un cristallisoir assez élevé pour qu'elle soit complètement recouverte de celloïdine. Avant tout, il faudra éviter une dessiccation trop rapide des couches superficielles de la celloïdine. On y arrive en assurant la fermeture hermétique du cristallisoir pendant un jour ou deux.

Au bout du troisième ou quatrième jour, on pratique autour de la pièce des incisions libératrices, et généralement vers le sixième jour elle est prête pour le montage.

Collage de la pièce. — On arrondit au scalpel les angles du bloc de celloïdine et, à l'aide du rasoir, on égalise la surface qui doit reposer sur le bloc de bois.

La pièce doit être en effet collée sur un petit

cube de bois ou sur un bouchon. Mais il faudra éviter d'employer pour cet usage des fragments de bois n'ayant pas séjourné longtemps dans de l'alcool à 70° ; ils contiennent en effet des matières colorantes susceptibles de diffuser à l'intérieur du bloc de celloïdine.

Le montage de la pièce est des plus simples. Il suffit de verser sur le cube de bois un peu de celloïdine forte ; on colle alors la pièce en la comprimant pendant quelques minutes contre la surface du bloc de bois.

Lorsqu'on ne veut pas mettre les pièces en coupes immédiatement, on peut les conserver aussi longtemps qu'on le veut en les plaçant dans de l'alcool à 70°.

Coupes. — La pièce, une fois collée, est placée quelques jours à l'alcool à 70° pour compléter son durcissement.

La pièce peut alors être mise en coupes.

On se servira du microtome à plan incliné.

On orientera la pièce entre les mors du microtome de façon à ce qu'elle se présente au rasoir par un de ses angles. Pour obtenir des coupes minces, on placera le rasoir très obliquement par rapport à la surface de coupe (c'est-à-dire à la ligne suivant laquelle le rasoir traverse l'objet).

Pour pratiquer les coupes, on procédera de la façon suivante :

La pièce et le rasoir ayant été orientés de la manière que nous venons d'indiquer, on humecte avec un pinceau la surface de la pièce et celle du rasoir avec quelques gouttes d'alcool à 70°. Déplaçant le rasoir, on pratique d'abord une ou deux coupes destinées à égaliser la surface de la pièce.

On continue alors les coupes en donnant à la vis de réglage du microtome le nombre de tours convenable, suivant la minceur de la pièce que l'on veut couper. Les coupes seront conservécs dans l'alcool à 70°.

Coloration des coupes.

Si l'on veut se servir de colorants en solution aqueuse, on fera au préalable passer la coupe pendant quelques minutes dans l'eau distillée.

Déshydratation. — Faire passer la coupe pendant quelques minutes dans deux alcools, le premier à 90 p. 100, le second à 95 p. 100, contenus dans deux petits cristallisoirs.

Éclaircissement. — Passer la coupe dans du xylol phéniqué contenu dans un petit cristallisoir. On l'y laisse pendant quelques minutes. L'adjonction de l'acide phénique au xylol a l'avantage de compléter la déshydratation de la coupe. Celle-ci peut donc être montée.

Montage. — A l'aide d'une petite spatule, étendre la coupe sur une lame porte-objet bien propre. Très rapidement, afin d'éviter la condensation de l'eau à la surface de la lame, on dépose sur la coupe une goutte de baume de Canada dissous au xylol.

On recouvre la préparation avec une lamelle.

Récapitulation. — Nous résumons en un tableau d'ensemble les opérations nécessaires pour le montage d'une coupe après inclusion à la celloïdine.

Fixation.
Lavage à l'eau.

    Alcool à 70 p. 100................ 1 jour.
    —   80 p. 100................ 1 —
    —   95 p. 100. .... 1 —
    —   absolu........ .... 2 jours.

Ouverture de l'œil.

    Alcool-éther....... .... 1 jour.
    Celloïdine faible........... . .... 15 jours.
    Celloïdine forte.................. 8 —

Collage de la pièce sur bois ou liège.
    Alcool à 70 p. 100................ 1 jour.

Coupes au microtome.
Alcool à 70 p. 100.
Passage à l'eau pendant quelques minutes.
Coloration.
Lavage rapide à l'eau.

    Alcool à 90°............... Quelq. minutes.
    —   95°............... —
    Xylol phéniqué............ —

Baume du Canada au xylol.

Préparation des coupes incluses à la paraffine.

Le principe de l'inclusion à la paraffine est de laisser la pièce à inclure s'imprégner d'un liquide dans lequel la paraffine soit soluble ; et ensuite de la faire passer dans des bains successifs de paraffine jusqu'à ce qu'elle soit entièrement pénétrée. On a vanté l'usage d'un certain nombre de dissolvants de la paraffine : essence de térébenthine, xylol, huile de cèdre, chloroforme. Certains tels que l'essence de térébenthine et le xylol ont l'inconvénient d'altérer les éléments cellulaires délicats. Nous donnons la préférence au chloroforme qui n'altère pas les tissus et dissout très bien la paraffine. Mais lorsqu'on l'emploie, on doit s'assurer avant de pratiquer l'inclusion définitive que la pièce en est complètement débarrassée; les moindres traces peuvent en effet nuire à la solidification complète de la paraffine.

Il existe de grandes variations suivant les différents auteurs dans la technique de l'inclusion à la paraffine; nous nous bornerons à indiquer le procédé que nous employons au laboratoire de l'Hôtel-Dieu.

Il comporte l'usage de trois sortes de paraffine.

Une fusible à 37°, une à 44°, et enfin une paraffine dure ou paraffine d'inclusion fusible selon la saison à 60° ou à 50°

La pièce, soigneusement déshydratée à l'alcool absolu, est d'abord placée dans un tube contenant un mélange à parties égales de chloroforme et d'alcool. Au bout de quelques heures, la pièce tombe à la partie inférieure du tube dans le chloroforme.

Placer ensuite la pièce dans un mélange de chloroforme et de paraffine où elle restera pendant douze heures environ.

Passage dans deux ou trois bains successifs de paraffine fusible à 37° et maintenue à l'étuve à cette température. Chaque bain dure de deux à trois heures. Au bout du dernier bain, on s'assure que toute trace de chloroforme a bien disparu en plongeant dans la masse une aiguille chauffée; on ne doit plus avoir de dégagement de bulles de vapeur de chloroforme.

Passage pendant une heure dans un bain de paraffine fusible à 44°.

Enfin, passage définitif dans la paraffine d'inclusion. On chauffe celle-ci à 50° ou 60° suivant la saison et on la coule dans des moules en métal démontables ou dans des boîtes en papier. La pièce y est maintenue pendant un quart d'heure; on l'oriente dans sa position définitive à l'aide d'aiguilles chauffées.

Quand la paraffine commence à se prendre, on achève l'inclusion en plaçant le moule sous un robinet d'eau froide; le refroidissement rapide a pour but de rendre la paraffine plus homogène.

Coupes. — Chauffer légèrement la partie inférieure du bloc de paraffine et le coller sur un cube de bois.

Si l'on ne veut pas faire de coupes en série, on emploiera le microtome à plan incliné. Mais, dans ce cas, le rasoir devra être orienté perpendiculairement à la coupe ; les coupes se font à sec. A l'aide d'un pinceau que l'on appuie avec le doigt à la surface de la coupe, on empêche que celle-ci ne se casse, ne s'enroule ou ne se tasse.

La confection des coupes à la paraffine nécessite beaucoup plus d'habitude et de précautions que celle des coupes à la celloïdine.

Collage des coupes. — Les coupes à la paraffine sont collées sur des lamelles en employant le procédé suivant :

Placer sur une lamelle bien sèche quelques gouttes de glycérine ou d'eau albumineuse ; étendre la coupe sur la lamelle.

Poser cette dernière sur une lame porte-objet, de façon que la coupe se trouve placée en l'air. On a interposé au préalable quelques gouttes d'eau entre la lame et la lamelle.

On maintient quelques secondes la lame ainsi préparée au-dessus de la flamme d'une lampe à alcool ; cette manœuvre a pour but de ramollir légèrement la paraffine et de lui permettre de s'étaler complètement ; l'interposition d'eau entre la lame et la lamelle évite que la paraffine n'entre en fusion.

On tamponne légèrement sur la lamelle quelques doubles de papier Joseph imbibé d'eau, dans le but de la refroidir et d'achever complètement le collage de la coupe.

Il ne reste plus alors qu'à débarrasser la coupe de la paraffine. On la plonge, à cet effet, dans un bain de xylol pendant une minute environ.

Passage à l'alcool absolu qui débarrasse du xylol.

Puis, passage dans l'alcool à 90°

La pièce, définitivement appliquée sur la lamelle, est colorée et montée par les procédés qui ont été déjà décrits pour les coupes à la celloïdine.

Nous résumons dans le tableau suivant la technique complète d'une inclusion à la paraffine :

Alcool absolu........	2 jours.
Chloroforme et alcool absolu en parties égales.............	2 à 6 heures.
Chloroforme et paraffine..............	10 à 12 heures.
Paraffine à 37°.	2 bains de 2 heures chacun.
— à 44°.......	1 bain de 1 heure.
— à 60 ou 50°.	1 — de 1/4 d'heure.
Refroidir le bloc de paraffine à l'eau.	
Collage du bloc.	
Coupes.	
Collage des coupes.	
Xylol...............	1 minute.
Alcool absolu........	1 —
— à 90°........	1 —
Eau distillée........	
Coloration. Alcools progressifs. Xylol. Baume.	

Montage des coupes à la glycérine. — Le montage des préparations à la glycérine s'impose lorsqu'on veut examiner des objets frais sans les faire passer par les alcools dont l'action rétractante serait nuisible ; ainsi, par exemple, des iris de lapins sur lesquels on étudie les terminaisons nerveuses après coloration par le bleu de méthylène vital.

La glycérine doit être neutre; elle peut être employée soit étendue d'eau, soit pure. Dans le premier cas on obtient toujours une plus grande visibilité des fins détails. Mais les préparations se conservent moins longtemps que lorsqu'on emploie de la glycérine pure.

Le montage est des plus simples ; la préparation étant étalée sur la lame, on la recouvre de quelques gouttes de glycérine; puis on pose la lamelle sur la préparation en la faisant descendre peu à peu de manière à éviter la formation de bulles d'air. La préparation s'éclaircit au bout de deux ou trois jours.

On peut luter extemporanément les préparations avec de la paraffine, après avoir eu soin d'enlever tout l'excès de glycérine qui déborde la lamelle. On lute ensuite avec la cire ou la gomme laque si l'on veut conserver la préparation d'une façon définitive.

Colorations. — Avant d'aborder l'étude des colorations, nous devons rappeler brièvement quelques données générales.

Les couleurs dérivées de la houille, dont nous aurons le plus fréquemment à nous servir, se présentent sous forme de sels dans lesquels le groupe moléculaire qui leur donne leurs propriétés colorantes existe tantôt comme un acide, tantôt comme une base. On appelle *basiques* les couleurs dans lesquelles ce principe colorant existe sous forme de base unie à un groupe incolore qui se comporte comme un acide; et *acides* celles dans lesquelles le principe colorant existe sous forme d'un acide. Ainsi la fuchsine ordinaire est une couleur basique : c'est le chlorhydrate de la rosaniline considérée comme base, et c'est à cette base que sont dues les propriétés colorantes du composé et non à son acide chlorhydrique. Inversement, le picrate d'ammoniaque est une couleur acide. Enfin dans un dernier groupe on trouve des couleurs neutres dans lesquelles le principe colorant possède à la fois des propriétés basiques et acides.

D'une façon générale, les colorants se divisent suivant leur affinité pour les diverses parties des tissus en colorants nucléaires et colorants diffus. On devra toujours commencer par l'emploi des colorants nucléaires. Le carmin et l'hématéine sont des types de colorants nucléaires. L'éosine et l'acide picrique sont des colorants diffus.

Les colorations simples sont obtenues par l'usage d'un colorant nucléaire. Si nous y joignons un colorant diffus, on a une coloration double, triple Il est inutile d'insister sur les avantages que l'on retire pour les examens des colorations multiples.

Hématoxyline. — L'hématoxyline est une matière colorante extraite du bois de campêche et se présentant sous forme cristalline. Il est établi maintenant que le principe colorant des teintures d'hématoxyline n'est autre que l'hématéine produit d'oxydation par l'air de l'hématoxyline; c'est ce qui explique le précepte donné par les anciens histologistes de laisser « mûrir » les solutions d'hématoxyline avant de les employer.

L'hématoxyline est un colorant des noyaux extrêmement énergique ; mais elle donne aussi des colorations de fond. Les noyaux sont colorés en bleu foncé ; les tissus en bleu pâle. Les solutions neutres ou alcalines donnent un bleu pur et les solutions acides un ton rougeâtre.

Or, l'hématoxyline par elle seule ne donnerait qu'une coloration diffuse des tissus et pour obtenir de bonnes élections colorantes, il faut lui adjoindre un mordant tel que le chrome, le fer, l'aluminium.

L'hématoxyline constitue le colorant le plus employé pour la pratique courante. Mais on ne perdra jamais de vue qu'elle surcolore les coupes avec la plus grande facilité ; aussi devra-t-on laver celles-ci très longtemps à l'eau avant de les monter.

La coloration réussit très bien après fixation à l'alcool, au sublimé, au formol, au Müller ; elle est très difficile à obtenir après fixation au Flemming.

La technique en est de plus simples :

Lavages des coupes à l'eau distillée.

Passage des coupes dans la solution d'hématoxyline pendant quatre à cinq minutes.

Lavage long et énergique à l'eau distillée.

Alcool à 80°. Alcool à 95°. Xylol. Baume.

Nous indiquerons les solutions d'hématoxyline qui sont de l'usage le plus courant.

Hématoxyline de Bœhmer. — On fait une solution de :

Hématoxyline cristallisée.........	1 partie.
Alcool absolu...................	12 parties.

Et une seconde solution avec :

Alun purifié...................	1 partie.
Eau distillée..................	240 parties.

On ajoute deux ou trois gouttes de la première à un verre de montre plein de la seconde.

Pour avoir de bonnes colorations, il faut que la coloration alcoolique soit mûre, ce que l'on reconnaît à la coloration brune. Pour cela, on aura toujours une provision d'hématoxyline dans l'alcool absolu ; cette solution doit être gardée un an si possible, plusieurs mois en tous cas avant de l'employer.

La solution de Bœhmer est la plus ancienne et la plus couramment employée.

Hématoxyline de Delafield. — A 400 centimètres cubes d'une solution saturée d'alun ammoniacal dans l'eau (il s'en dissout environ une partie dans onze d'eau) on ajoute 4 grammes d'hématoxyline cristallisée dissoute dans 25 centimètres cubes d'alcool fort. On laisse le tout exposé à l'air et à la lumière pendant trois ou quatre jours, on filtre et on ajoute 100 centimètres cubes de glycérine et 100 centimètres cubes d'alcool méthylique. On laisse reposer jusqu'à ce que la solution ait acquis une couleur suffisamment foncée (on fera bien de la laisser mûrir six semaines à deux mois), on filtre et l'on conserve la solution dans un flacon bien bouché. Au moment de s'en servir, on doit l'étendre d'une quantité considérable d'eau.

Hématoxyline d'Ehrlich.

Eau.....................	100 cent. cubes.	
Alcool absolu...............	100	—
Glycérine.................	100	—
Acide acétique cristallisé....	10	—
Hématoxyline..............	2 grammes.	
Alun...............	En excès.	

Ce mélange doit être exposé à la lumière jusqu'à ce qu'il ait pris une teinte rouge saturée. À ce moment, la solution est devenue stable et sa puissance de coloration ne varie pas même pendant des années.

Les coupes se colorent en quelques minutes et donnent une coloration nucléaire très précise sans surcoloration.

Hémalun de Mayer. — Dissoudre 1 gramme d'hématéine à chaud dans 50 centimètres cubes d'alcool à 90° ; on le triture dans un mortier avec très peu de glycérine et on l'ajoute à une solution de 50 grammes d'alun dans un litre d'eau distil.

lée. On laisse refroidir, on filtre et on ajoute un cristal de thymol. On obtient ainsi un liquide foncé de ton violet rougeâtre. Le ton exact dépendra beaucoup de la qualité de l'alun. Cette teinture est mûre dès le premier moment. Elle est excellente pour la coloration d'objets entiers qu'on y laissera pendant vingt-quatre heures et qu'on lavera pendant un temps aussi long.

Lorsqu'on aura obtenu des coupes trop colorées, on pourra y remédier facilement par l'emploi des procédés suivants :

1° Solution d'alun à 1/2 ou 1 p. 100 dans laquelle on laisse la coupe pendant quelques heures, jusqu'à ce que sa couleur bleue ait pris une teinte violet claire.

Si l'on veut aller plus vite, on emploiera une solution d'alcool chlorhydrique (1 partie d'acide chlorhydrique pour 100 parties d'alcool à 70°).

On laissera les coupes dans cette solution pendant quelques minutes. On les lavera ensuite à l'eau à laquelle on ajoutera un peu d'ammoniaque destiné à enlever l'excès d'acide (1 goutte pour 100 centimètres cubes d'eau).

Doubles colorations par l'hématoxyline

Hématoxyline éosine. — Les coupes conservées dans l'alcool sont passées dans un cristallisoir d'eau.

Coloration à l'hématoxyline de manière à ne

pas avoir de surcoloration (trois à cinq minutes).

Lavage énergique à l'eau.

Placer la coupe dans la solution aqueuse d'éosine. La laisser assez longtemps pour qu'elle prenne une coloration rouge pâle.

Lavage rapide à l'eau.

Passage rapide aux alcools pour éviter que l'éosine ne s'y dissolve.

Xylol. Baume. — Cette double coloration dans laquelle les noyaux sont colorés par l'hématoxyline et le fond par l'éosine est une des plus courantes et des plus simples.

Triples colorations.

Méthode de Van Gieson. — Fixation à l'alcool, au sublimé, au formol, au liquide de Müller.

1° Coloration des coupes à l'hématoxyline Delafield pendant dix à quinze minutes ;

2° Lavage énergique à l'eau ;

3° Colorer pendant trois à cinq minutes dans le mélange.

<pre>
Solution aqueuse concentrée d'acide
    picrique........................ 5 parties.
Solution aqueuse concentrée de fuch-
    sine acide...................... 1 partie.
</pre>

Si la fuchsine colore trop fortement, on peut porter quelque temps la coupe dans de l'acide picrique pur ;

4° Laver à l'eau pendant trente secondes ;

5° Alcool. Xylol. Baume.

Cette coloration est extrêmement utile pour les coupes de nerf optique. Les noyaux apparaissent en bleu violet, le cylindraxe en rouge foncé, les gaines myéliniques en jaune. Les substances hyalines se colorent en rouge orangé, les fibres musculaires lisses en jaune ; les fibres conjonctives en rouge.

Méthode de Heidenhain Biondi.

Solution aqueuse concentrée de vert de méthyle à 8 p. 100.....	50 parties.
Solution aqueuse concentrée d'orange G à 8 p. 100...	100 —
Solution aqueuse concentrée de fuchsine acide à 20 p. 100. ...	20 —

On emploie un mélange de une partie de cette solution colorante avec 50 à 100 parties d'eau distillée. Cette solution doit donner sur du papier filtre une tache de couleur bleu verdâtre au centre, orangé sur ses bords. L'eau distillée dont on se sert doit être légèrement acidulée (2 gouttes d'acide acétique pour 100 centimètres cubes d'eau).

Colorer pendant dix minutes ; laver à l'alcool à 90° pendant une à deux minutes. Déshydrater rapidement à l'alcool absolu. Xylol. Baume.

La fixation au sublimé est indispensable à la réussite de cette coloration.

Les noyaux sont colorés en vert ; le tissu conjonctif fibrillaire et le protoplasma des cellules en rouge ; les globules du sang en orangé.

Carmin.

Le carmin est un excellent colorant des noyaux, mais l'hématoxyline doit lui être préférée lorsqu'on veut obtenir des colorations de coupes délicates. Le carmin est surtout indiqué pour les colorations d'objets entiers.

On emploie les solutions suivantes :

Carmin aluné. — Ajouter à une solution aqueuse d'alun de potasse d'une concentration de 1 à 5 p. 100, une quantité de 0,5 à 1 p. 100 de carmin en poudre. Faire bouillir pendant dix à vingt minutes. Filtrer après refroidissement. Ajouter à la solution un peu d'acide phénique ou un cristal de thymol pour empêcher le développement des moisissures.

Ce carmin aluné est de tous les carmins celui qui donne les colorations les plus électives. En dehors de la chromatine des noyaux, il n'y a guère que les nucléoles et la substance contractile des muscles striés qui s'y colorent. On peut laisser les préparations indéfiniment dans les solutions sans crainte de voir se produire des surcolorations. Néanmoins, cette teinture a le défaut de colorer lentement et de pénétrer assez mal.

On colorera les coupes dix minutes à deux heures. Lavage rapide à l'eau. Montage dans le baume.

Pour obvier à ces inconvénients Henneguy prépare le carmin aluné avec de l'acide acétique.

Carmin de Henneguy. — Faire bouillir du carmin en excès dans une solution saturée d'alun de potasse. Après refroidissement, on ajoute 10 p. 100 d'acide acétique cristallisable et on laisse reposer pendant plusieurs jours. Il se fait un dépôt de carmin et d'alun ; on filtre.

Pour colorer les pièces, on les porte de l'alcool dans l'eau distillée, à laquelle on ajoute quelques gouttes de la solution de carmin, de manière à obtenir une teinte rose foncée. Elles restent dans la teinture vingt-quatre à quarante-huit heures selon leur nature ; puis on les lave une heure ou deux dans l'eau distillée. Il importe d'employer de l'eau distillée, pour éviter la formation de cristaux dans les pièces. On traite ensuite par l'alcool à la manière ordinaire.

Ce carmin a un pouvoir pénétrant très considérable ; il colore également toutes les parties aussi bien profondes que superficielles.

Carmin boracique à l'alcool. — Dissoudre 3 grammes de carmin et 4 grammes de borax dans 93 grammes d'eau. Au bout de un à deux jours, ajouter 100 centimètres cubes d'alcool à 70 p. 100, agiter, filtrer.

Colorer les coupes un quart d'heure ou plus (sans les faire passer au préalable par l'eau distillée, puisqu'il s'agit là d'une solution colorante alcoolique).

Différencier dans :

Acide chlorhydrique concentré.......... 1
Alcool à 90°........................... 100

Alcool à 70°. Alcool à 95°. Xylol. Baume.

Cette solution également très commode pour la coloration en masse, donne de très belles colorations nucléaires.

Double coloration. Picrocarmin. — Le picrocarmin est un mélange de carmin et d'acide picrique donnant une double coloration.

Ce réactif est inoffensif pour les cellules et en conserve bien les formes. Les noyaux sont colorés en rouge, les fibres élastiques en jaune, les muscles en brun jaunâtre, le tissu conjonctif en rose.

La préparation du picro-carmin, telle que l'indique Ranvier, ne donnant pas toujours un produit constant, Vignal recommande le procédé suivant :

Eau................... . .. 1000 grammes.
Acide picrique..... .... 20 —
Carmin................. ... 10 —
Ammoniaque........... ...... 50 —

Mettre ce mélange dans un flacon bouché et laisser pendant deux ou trois mois dans un endroit chaud. Puis laissez pourrir dans un grand cristallisoir; lorsque le liquide est évaporé, jusqu'à ne plus occuper que les quatre cinquièmes du volume primitif, enlever les cristaux d'acide picrique qui sont au fond du vase. Laisser sécher, puis dissoudre dans un peu d'eau chaude. Filtrer et examiner au microscope si le carmin est bien dissous. Dans le cas où il ne l'est pas, ajouter de l'eau et de l'ammoniaque et laisser pourrir de nouveau; puis refaire la même opération que précédemment.

Lorsque le carmin se dissout bien, faire sécher la liqueur à l'étuve et la réduire en poudre.

Un gramme de poudre dissous à chaud dans 100 grammes d'eau donne le picro-carmin. On y ajoute un petit cristal de thymol pour éviter les moisissures.

Nous indiquerons deux techniques de coloration au picrocarmin.

Dans la première, plus facile à appliquer et d'un usage plus courant, les coupes seront montées dans le baume.

1° Coloration des coupes au picrocarmin pendant une heure ou plus ;

2° Lavage à l'eau ;

3° Décolorer avec l'alcool picrique de Orth.

```
Solution   aqueuse   saturée
    d'acide picrique.............  30 cent. cubes.
Alcool à 70 p. 100.............  70      —
    —  chlorhydrique pur.....   1 cent. cube.
```

4° Alcool à 90°. Alcool à 95°. Xylol. Baume.

Dans le second procédé, les coupes sont montées à la glycérine; c'est à ce dernier qu'on devra accorder la préférence lorsqu'il s'agira de préparations un peu délicates.

1° Coloration dans la solution de picrocarmin pendant une heure ou plus longtemps ;

2° Laver dans la glycérine acide à 1 p. 100, à laquelle on a ajouté un peu de solution d'acide picrique, jusqu'à ce que la glycérine ne se colore plus ;

3° Laver à l'eau pure, à laquelle on ajoute une goutte de solution picrique ;

4° Monter à la glycérine.

La double coloration suivante nous a également donné de très bons résultats dans la pratique courante.

1° Coloration au picrocarmin pendant dix minutes environ ;

2° Lavage énergique à l'eau ;

3° Hématéine pendant dix minutes environ ;

4° Lavage à l'eau ;

5° Alcools. Xylol. Baume.

Les noyaux sont colorés en bleu foncé ; le fond du tissu en bleu clair; les fibres musculaires en jaune.

Safranine.

La safranine est très utile lorsqu'on veut mettre en évidence des noyaux et des figures de karyokinèse. C'est le colorant de choix à employer après fixation par le liquide de Flemming.

On emploie généralement la safranine en solution dans l'eau et l'alcool absolu.

Safranine...................... ......   1 partie.
Alcool absolu...................   100 parties.
Eau.............................   200   —

L'eau n'est ajoutée qu'au bout de quelques jours.

1° Colorer dans cette solution pendant vingt-quatre heures ;

2° Laver à l'alcool absolu pendant cinq ou dix minutes jusqu'à ce que la celloïdine soit entièrement décolorée ;

3° Xylol. Baume.

Les figures de karyokinèse sont colorées en rouge foncé, les noyaux en rose pâle.

La safranine colore aussi les fibres élastiques et le contenu de certaines cellules glandulaires (mucine).

CHAPITRE VII

MÉTHODES NÉVROLOGIQUES

Méthodes de Weigert et de Pal.

Le principe de ces méthodes est de faire précéder l'application de la matière colorante d'un mordançage, qui a pour but de permettre à cette dernière de se fixer plus fortement. On enlève ensuite l'excès d'hématoxyline au moyen d'un décolorant énergique.

Méthode de Weigert pour la coloration des

fibres myéliniques. — 1° Fixation des pièces dans le liquide de Müller ;

2° Compléter le durcissement par les alcools sans laver au préalable à l'eau ;

3° Inclusion en celloïdine et collage sur liège par la méthode ordinaire ;

4° Mordançage de la pièce dans une solution saturée d'acétate neutre de cuivre allongée d'un volume d'eau. On maintient le tout à l'étuve pendant un à deux jours. Après traitement par le cuivre, les tissus sont devenus verts, le manteau de celloïdine vert-bleu. On peut conserver les pièces dans l'alcool à 80° ;

5° Coupes ;

6° Coloration pendant douze à vingt-quatre heures environ pour le nerf optique dans la solution colorante :

Hématoxyline............ 0,75 à	1 partie.
Alcool absolu...................	10 parties.
Eau...........................	90 —
Solution saturée de carbonate de lithine.....	1 partie.

(L'addition d'alcali a pour but de faire mûrir la solution d'hématoxyline.)

7° Laver rapidement à l'eau ;

8° Décoloration pendant une demi-heure à plusieurs heures dans la solution :

Borax.......................	2 parties.
Ferricyanure de potassium.......	2,5 —
Eau........................	200 —

On continuera la différenciation jusqu'à ce que les gaines du nerf optique aient pris une coloration brun clair ;

9° Lavage à l'eau ;

10° Alcools. Xylol. Baume.

Les gaines myéliniques sont colorées en violet foncé ; tous les autres tissus en brun clair. Les portions du nerf dégénérées prennent une coloration brun jaunâtre.

Lorsque la différenciation a été insuffisante, on doit reporter les coupes pendant vingt-quatre heures dans l'alcool et différencier à nouveau dans la solution de borax ferricyanure de potassium.

Pour des nerfs très atrophiés, on doit prendre la solution décolorante très allongée d'eau et donner à la décoloration une durée proportionnellement prolongée. Par exemple, pour des coupes transversales de nerfs atrophiés, il faut étendre la solution de 50 volumes d'eau et décolorer pendant douze heures au moins.

Méthode de Pal. — Dans la méthode de Pal, on procède comme dans la méthode de Weigert, mais sans mordançage par le cuivre, jusqu'à la sortie des coupes du bain d'hématoxyline. Par conséquent :

1° Fixation au Müller. Alcools. Inclusion en celloïdine ;

2° Coupes ;

3° Coloration avec la solution d'hématoxyline de Weigert (voir plus haut) ;

4° Laver les coupes à l'eau ; si elles ne sont pas déjà d'un bleu foncé, ajouter à l'eau de lavage une trace de carbonate de lithine ;

5° Premier bain de différenciation dans une solution fraîchement préparée de permanganate de potasse à 0,25 p. 100, pendant vingt à trente secondes ;

6° Laver rapidement à l'eau ;

7° Deuxième bain de différenciation avec :

Acide oxalique........................   1
Sulfite de potasse..................... ...   1
Eau....................... 200

8° Laver à l'eau ;

9° Alcools. Xylol. Baume.

Les préparations obtenues par ce procédé sont plus brillantes d'aspect que par celui de Weigert. Le fond en est en effet complètement décoloré. Il est vrai que la réussite en est plus difficile ; car la différenciation étant très énergique doit être effectuée rapidement, sous peine d'avoir des coupes complètement décolorées.

Méthode de Marchi. — Pour la coloration des fibres myéliniques dégénérées, la méthode de Marchi présente l'avantage de donner des portions dégénérées des nerfs des images positives, alors que les méthodes de Weigert et de Pal ne donnent de ces parties que des images négatives.

Le principe de la méthode est le suivant :

Si l'on place un nerf en voie de dégénérescence dans le liquide de Müller, et plus tard dans l'acide osmique, le sel de chrome se fixant sur la myéline normale aura pour effet d'empêcher son imprégnation ultérieure par l'acide osmique. Au contraire, les parties dégénérées, chargées de produits graisseux seront encore teintes en noir par l'acide osmique.

La technique de cette méthode est très simple :

1° Fixation du nerf pendant huit jours au moins dans le liquide de Müller ;

2° Passage dans une solution récemment préparée de :

Liquide de Müller...................... 2 parties.
Acide osmique à 1 p. 109............ 1 partie.

pendant cinq à huit jours.

3° Laver à l'eau courante vingt-quatre heures ;

4° Alcool. Celloïdine. Coupes ;

5° Coloration des coupes à l'hématoxyline. Druault a montré que la coloration au Van Gieson réussit très bien sur des nerfs traités par le Marchi.

Les gaines myéliniques dégénérées sont colorées en noir. Les gaines normales sont jaune clair.

La modification indiquée par Azoulay donne de très bons résultats :

1° Fixation au liquide de Müller pendant plusieurs mois ;

2° Alcools. Celloïdine. Coupes ;

3° Acide osmique à 1 p. 500 pendant cinq à quinze minutes ;

4° Laver rapidement à l'eau ;

5° Mettre les coupes pendant deux à cinq minutes dans une solution de tanin à 5 p. 100, en les y chauffant jusqu'à ce que des vapeurs se dégagent ;

6° Laver à l'eau ;

7° Alcool. Xylol. Baume.

Coloration des corps de Nissl des cellules ganglionnaires

On sait que les cellules ganglionnaires du cerveau, de la moelle, de la rétine, présentent, disséminées dans leur protoplasma, des granulations qui fixent avec élection les couleurs basiques d'aniline ; ces « corps chromatiques » découverts par Nissl sont sujets à de grandes variations dans leur forme et dans leur répartition suivant les différentes espèces animales.

Sous l'influence de divers processus irritatifs, les corps de Nissl subissent des altérations très importantes au point de vue anatomo-pathologique.

Nous n'aurons en vue ici que les cellules ganglionnaires de la rétine.

Quelle que soit la méthode colorante employée, la fixation devra toujours se faire suivant les mêmes règles.

Tout d'abord, on ne devra prendre que des rétines absolument fraîches. L'œil devra donc être mis dans le fixateur un quart d'heure au plus tard après la mort de l'animal.

On devra rejeter tout autre fixateur que le sublimé ou l'alcool absolu.

L'alcool absolu donne les meilleurs résultats ; mais comme l'a montré Druault, il n'est applicable qu'à des rétines détachées ; si l'on s'en sert pour fixer des yeux en totalité, il amène une rétraction considérable de tous les tissus, très nuisible à la netteté des coupes.

Pour fixer l'œil en totalité, on aura donc recours au sublimé. Les règles de la fixation sont celles qui ont déjà été indiquées plus haut.

Les méthodes colorantes employées sont assez nombreuses ; nous retiendrons seulement les deux méthodes de Nissl par la fuchsine et par le bleu de méthylène et la coloration par la thionine.

Coloration par la fuchsine. — 1° Colorer les coupes dans une solution concentrée aqueuse de fuchsine, placée sur une lampe à alcool jusqu'à dégagement de vapeurs ;

2° Laver une à deux minutes dans l'alcool absolu ;

3° Xylol. Alcool. Baume.

Coloration par le bleu de méthylène. — 1° Coloration au moyen de la solution :

Bleu de méthylène............	3,75 parties.
Savon de Venise.............	1,75 —
Eau distillée................	1000

que l'on place dans un verre de montre et que l'on chauffe sur une lampe à alcool jusqu'à ce que des bulles éclatent à la surface ;

2° Différencier dans le mélange :

Huile d'aniline........................... 20
Alcool à 90°.............................. 200

jusqu'à ce qu'il ne se dégage plus de nuages colorés ;

3° Alcool. Xylol. Baume.

Nous avons essayé la méthode de Philippe et Gothard (coloration au bleu polychrome et différenciation dans créosote, huile de cajeput, xylol, alcool absolu). Ce procédé qui donne de très beaux résultats pour les cellules ganglionnaires de la moelle ne nous a pas fourni pour celles de la rétine une différenciation suffisante.

Coloration par la thionine. — La méthode de coloration par la thionine a été employée avec de très beaux résultats par Lenhossek, Druault, Birsch-Hirschfeld.

La technique est la suivante :

1° Coloration dans la thionine à 1 p. 100 pendant une demi-heure à trois quarts d'heure;

2° Laver rapidement à l'eau distillée ;

3° Différencier longuement d'abord dans l'alcool à 95°, puis dans l'alcool absolu.

On surveillera la différenciation au microscope.

La décoloration des coupes surcolorées à la thionine est toujours longue.

4° Xylol. Baume.

Les Allemands (Birsch-Hirschfeld) n'indiquent comme durée de la coloration à la thionine que dix minutes environ. Ce temps nous a semblé insuffisant. Le grand défaut des préparations à la thionine est leur peu de stabilité ; ce n'est donc qu'après avoir surcoloré les coupes qu'on pourra espérer qu'elles ne se décoloreront pas trop rapidement.

Druault a obtenu des résultats suffisants par la coloration avec le carmin aluné ; sans être aussi bons qu'avec la thionine, ils permettent cependant la comparaison des deux yeux d'un animal.

Coloration des cylindraxes.

Il n'existe aucune méthode qui soit vraiment spécifique pour les cylindraxes.

Rappelons d'abord que la coloration au moyen du Van Gieson colore les cylindraxes en rouge foncé.

Procédé de Sahli. — 1° Fixation des pièces au bichromate pendant le même temps que pour le procédé de Weigert. Alcool. Celloïdine. Coupes ;

2° Lavage à l'eau pendant cinq à dix minutes ;

3° Colorer pendant plusieurs heures dans la solution :

```
Solution  concentrée  aqueuse
   de bleu de méthylène......   24 cent. cubes.
Solution de borax à 5 p. 100..   18      —
Eau distillée............. ....   40      —
```

jusqu'à ce que les coupes aient une couleur bleue ;

4° Laver à l'eau jusqu'à ce que la substance grise soit nettement distincte de la blanche ; éclaircir à l'essence de cèdre, monter dans le baume.

Les cylindraxes et les noyaux névrogliques sont colorés en bleu foncé, la substance fondamentale en bleu clair.

Coloration de la névroglie.

Méthode de Weigert. — Cette méthode peut être considérée comme spécifique pour la coloration de la névroglie. Les fibres et les noyaux névrogliques s'y colorent en bleu, le tissu conjonctif en violet, les gaines myéliniques en jaunâtre. Par ce procédé, on colore également en bleu les fibres de la zonule de Zinn.

La technique employée par Weigert est la suivante :

1° Fixation des pièces n'ayant pas plus de un demi centimètre d'épaisseur dans une solution de formol à 10 p. 100, pendant quatre jours au moins ;

2° Mordançage des pièces au sortir du formol dans une solution de

Alun de chrome.........................	2,5
Acétate neutre de cuivre............	5
Acide acétique...........................	5
Eau.....................................	100

8.

Les pièces sont maintenues dans ce mélange pendant huit jours, on peut les y laisser moins longtemps à condition de les maintenir à l'étuve.

3° Lavage à l'eau ;

4° Déshydrater. Celloïdine. Coupes ;

5° Mettre les coupes dix minutes environ dans une solution de permanganate de potasse à 1/3 p. 100.

Laver à l'eau à fond ;

6° Solution de réduction, dans laquelle elles restent deux à quatre heures.

Cette solution se prépare en faisant dissoudre 5 p. 100 de chromogen et 5 p. 100 d'acide formique dans l'eau, et en filtrant soigneusement. A 90 centimètres cubes, on ajoute 10 centimètres cubes d'une solution de sulfite de soude à 10 p. 100. Le chromogen est un composé de naphtaline ;

7° Faire passer les coupes dix à douze heures dans une solution aqueuse saturée de chromogen (5 p. 100). Laver soigneusement à l'eau ;

8° Coloration sur la lame. Elle se fait par une modification du procédé de Weigert pour la fibrine. Mais au lieu de la solution aqueuse de violet de méthyle, on prend une solution saturée à chaud dans l'alcool à 70 ou 80 p. 100 qu'on décante après refroidissement et qu'on additionne de 5 p. 100 de solution aqueuse à 5 p. 100 d'acide oxalique ;

9° Sécher. Solution d'iodure de potassium ioduré pendant quelques instants ;

10° Différencier dans

Aniline...................... | Parties égales.
Xylol....................... |

pendant dix à quinze minutes;
11° Laver au xylol;
12° Baume.

Coloration du tissu nerveux par le bleu de méthylène.

Nous croyons devoir exposer avec quelques détails cette méthode dont l'application donne de si beaux résultats dans l'étude du tissu nerveux.

Sous le nom de bleu de méthylène vital, on désigne une couleur basique d'aniline obtenue dans des conditions de fabrication qui assurent son absolue pureté. Elle possède la propriété d'être parfaitement tolérée par les cellules vivantes qui s'en imprègnent, d'être par conséquent un colorant vital. Si l'on met, par exemple, quelques gouttes de bleu de méthylène dans un vase d'eau contenant des organismes inférieurs, on constate en effet que, très rapidement ceux-ci ont fixé la matière colorante.

Or, le bleu de méthylène ne se fixe pas également vite sur les différents tissus; tandis que les cellules épithéliales s'en imprègnent très vite, le tissu nerveux ne se colore que beaucoup plus tard. Au bout de très peu de temps, d'ailleurs, les tissus perdent la matière colorante d'autant plus vite qu'ils ont été les premiers à s'en imprégner.

On conçoit donc qu'à un moment donné le tissu nerveux puisse se trouver imprégné de bleu de méthylène à l'exclusion de tous les autres. Si l'on arrive à fixer la matière colorante par des moyens appropriés, on aura une coloration permanente de ce tissu. La condition essentielle pour avoir une bonne élection colorante, c'est que la fixation soit faite au moment opportun ; ni trop tôt, car alors les tissus seraient colorés en masse; ni trop tard, car alors plus rien ne serait coloré.

L'expérience n'a pas tardé à montrer que les tissus peuvent encore très bien se colorer après la mort, à condition qu'ils n'aient pas été mis en présence d'agents chimiques, que leur état moléculaire n'ait été par conséquent, que peu modifié ; d'autre part, la coloration bleue des éléments nerveux semble activée par le contact de l'air; d'où le précepte, aussitôt l'injection de bleu faite à l'animal, d'exposer le plus rapidement possible à l'air les tissus que l'on désire colorer; on ignore d'ailleurs si cette action est due à la présence de l'oxygène ou aux traces d'ammoniaque qui s'y trouvent toujours normalement.

Bien qu'il s'agisse d'une technique spéciale dont la description trouverait mieux sa place dans la troisième partie de cet ouvrage, nous allons indiquer, à titre d'exemple, la méthode qui permet de mettre en évidence les différents éléments de la rétine, et en particulier la couche des fibres nerveuses et celle des cellules ganglionnaires.

Ces imprégnations peuvent être obtenues par des procédés variés : injection de bleu de méthylène dans le corps vitré, injection intra-veineuse, application directe sur la rétine étalée à plat. Le premier procédé nous a donné de bons résultats. Nous indiquerons cependant la technique beaucoup plus simple suivie par Dogiel. On prendra de préférence un lapin albinos.

Énucléation. — Détacher immédiatement le segment antérieur de l'œil. Couper ensuite le segment postérieur en quatre secteurs que l'on sépare du nerf optique.

Avec une fine spatule, on décolle la rétine de la choroïde et on l'étend sur une lame porte-objet, sa face interne étant tournée en haut; on doit toujours laisser une certaine quantité de corps vitré adhérente à la surface de la rétine, pour empêcher son desséchement.

Sur le bord de la préparation, on dépose avec une pipette quelques gouttes d'une solution à 1/16 p. 100 de bleu de méthylène dans l'eau distillée. Au bout de cinq à dix minutes, les fibres nerveuses et les cellules ganglionnaires commencent à se colorer. On ajoute encore quelques gouttes de solution au bord de la préparation.

On place les pièces à l'étuve maintenue à 37°

On contrôle de temps à autre au microscope le degré de coloration des fibres nerveuses. Le temps exigé par les différentes couches de la rétine pour se colorer est extrêmement variable. On indique les chiffres de une à trois heures qui ne sont que très approximatifs. Diverses circonstances accessoires (température extérieure, épaisseur des pièces, concentration de la solution colorante) sont causes de la grande diversité des résultats obtenus. Le contrôle du microscope devra toujours nous guider.

Lorsqu'on juge la coloration suffisante, on doit fixer; pour cela, on verse sur la préparation quelques gouttes d'une solution saturée aqueuse de picrate d'ammoniaque à laquelle on a ajouté quelques gouttes d'ammoniaque. On recouvre avec un verre de montre pour empêcher l'évaporation.

Au bout de dix-huit à vingt heures, on lave goutte à goutte le picrate d'ammoniaque avec une solution de glycérine étendue d'eau à parties égales et on monte à la glycérine, en ayant soin, afin d'éviter toute pression, d'entourer le fragment de rétine d'une bordure en papier imbibée de glycérine.

Sur les rétines bien imprégnées et étalées à plat, on peut, en faisant varier l'objectif, étudier les différentes assises. Rappelons que par ce procédé Dogiel a obtenu des colorations des corps de Nissl des cellules ganglionnaires plus belles et plus nettes que par les méthodes ordinaires.

La fixation par le picrate d'ammoniaque a l'inconvénient de donner aux pièces une teinte noir verdâtre ; de plus, la coloration n'est pas suffisamment stable pour permettre l'inclusion.

Au contraire, le mode de fixation indiqué par Bethe a l'avantage de laisser au bleu de méthylène sa coloration primitive et de permettre l'inclusion des préparations à la celloïdine et à la paraffine.

La pièce colorée par le bleu de méthylène est rincée dans la solution saline physiologique puis portée dans la solution :

Molybdate d'ammoniaque......   1 gramme.
Eau distillée...................   10 grammes.
Eau oxygénée...................   1 gramme.

à laquelle on ajoute une goutte d'acide chlorhydrique officinal.

Cette solution ne doit jamais être préparée depuis plus de huit jours ; elle doit être refroidie à 0° ; le vase qui la contient sera donc placé dans un mélange de neige et de sel.

La pièce y reste entre deux et cinq heures. La rétine est généralement fixée au bout de deux heures (une demi-heure à deux heures).

Lavage prolongé à l'eau distillée pour enlever tout l'excès de molybdate.

Déshydrater à l'alcool absolu maintenu également ment à 0°.

On peut ensuite inclure à la celloïdine ou à la paraffine et couper par les procédés ordinaires.

Méthode de Golgi. — La méthode de Golgi, si intéressante au point de vue histologique pur, peut rendre de grands services en anatomie pathologique oculaire. Nous faisons ici allusion aux gliomes de la rétine dans lesquels les récentes recherches de Greef ont montré l'existence des cellules névrogliques et nerveuses que les anciennes techniques auraient été impuissantes à déceler.

Dans la méthode de Golgi, les éléments d'un même tissu ne sont jamais tous colorés à la fois dans une préparation, et c'est une des raisons pour lesquelles la méthode permet de suivre avec une grande facilité les ramifications et les dendrites d'une même cellule. Les cellules nerveuses, les cylindraxes, la névroglie (fibres et cellules) s'imprègnent par la méthode de Golgi.

Mais il existe deux grandes causes d'erreur dans l'interprétation de ces préparations :

Tout d'abord, la méthode n'est nullement spécifique pour le tissu nerveux ; des éléments glandulaires et conjonctifs peuvent subir l'imprégnation.

D'autre part, il peut se produire des figures de précipitation qui simulent absolument des prolongements nerveux.

La méthode de Golgi est basée sur la réaction qui se produit lorsqu'on traite par le nitrate d'argent un fragment du tissu nerveux durci par le liquide de Müller ou le bichromate de potasse.

Il se forme dans les cellules nerveuses ou névrogliques et autour des prolongements nerveux, un précipité noir ou rougeâtre de chromate d'argent qui donne à la cellule une teinte noire tranchant vivement sur le fond jaunâtre de la préparation.

Golgi a employé trois techniques différant les unes des autres par la longueur plus ou moins grande du bain d'imprégnation. Nous indiquerons le procédé rapide qui est le plus communément employé.

1. Mettre les pièces fraîches et coupées en fragments de 1 à 1 centim. 1/2 au plus dans le mélange :

```
Solution de bichromate de potasse à
   2 p. 100........................ 8 parties.
Acide osmique à 1 p. 100.......... 2   —
```

L'imprégnation durera de deux à trois jours pour les cellules névrogliques, de trois à cinq jours pour les cellules nerveuses. Elle ne devra en aucun cas excéder huit à dix jours sous peine de voir la pièce absolument perdue.

2. Mettre les pièces dans un bain de nitrate d'argent à 0,75 p. 100. On emploiera une quantité de solution très abondante relativement à la grosseur de la pièce.

Au moment où l'on met la pièce dans la solution, il se forme un abondant précipité jaune de chromate d'argent. On fait donc bien avant de faire passer les pièces dans le bain de les laver dans une solution d'imprégnation plus faible (0,25 p. 100, par exemple) ou dans une solution déjà usagée. Les pièces sont laissées quarante-huit heures dans le bain. Ce n'est là qu'un terme minimum ; on peut les y abandonner pendant plusieurs semaines.

3. Lavage soigneux à l'alcool à 95° jusqu'à ce que tout l'excès de nitrate d'argent ait été enlevé.

On doit éviter de mettre les pièces en contact avec les liquides aqueux pendant les opérations qui suivent l'imprégnation. L'alcool dont on se servira devra être de l'alcool absolu ou à 95 p. 100.

4. Inclusion. Coupes.

L'inclusion à la paraffine qui altérerait les éléments cellulaires doit être rejetée.

On pourra se contenter dans beaucoup de cas de pratiquer des coupes au microtome de Ranvier, après avoir calé les pièces dans de la moelle de sureau, ou bien on pourra inclure rapidement à la celloïdine de la façon suivante :

Passage des coupes dans l'alcool à 95°.....................................	2 minutes.
Passage des coupes dans l'alcool absolu	2 —
Passage des coupes dans la celloïdine forte........	2 —

Collage de la pièce sur bouchon. On la fait passer une à deux minutes dans l'alcool à 95 p. 100.

Coupes par les procédés ordinaires. Mais on ne doit pas chercher à faire des coupes trop minces,

leur épaisseur devra varier entre 0,05 et 0,1 millimètres.

5. Montage.

La coupe étendue sur une lamelle est rapide-
dement examinée au microscope; si l'imprégnation est bonne, on la monte dans le baume après
éclaircissement au xylol.

Les préparations ne doivent pas être recouvertes
d'une lamelle, car elles ne se conserveraient pas ;
on ne les recouvrira que d'une couche de baume.
Quand celui-ci est sec, on place la lamelle dans
une logette, creusée dans un porte-objet en bois ;
la face de la lamelle recouverte de baume est tournée en bas. On emploie une lamelle de préférence à
une lame, de manière à pouvoir rapprocher davantage l'objectif et examiner à de plus forts grossissements.

Nous avons vu que lorsqu'on porte la pièce
dans le bain de nitrate d'argent, il se produit à sa
surface un abondant précipité de chromate d'argent; ce précipité peut être plus tard préjudiciable
à la netteté des préparations; on peut y remédier
en enrobant la pièce dans du pain azyme avant de
la plonger dans le nitrate d'argent; le précipité
se fait en grande partie à la surface de l'enveloppe
et il est facile de débarrasser la pièce de cette
dernière quand on fait les coupes.

Double imprégnation de Cajal. — La méthode
de la double imprégnation a fait faire un grand
pas à la méthode de Golgi en permettant d'utiliser

des pièces dont la première imprégnation n'avait pas été suffisante.

1. Durcissement des petits fragments pendant trois jours environ dans le mélange bichromo-osmique.

2. Passage des pièces pendant trente-huit heures dans la solution de nitrate d'argent (0, 75 p. 100).

3. Reporter les pièces soit dans la solution bichromo-osmique qui a déjà servi, soit dans une autre plus faible ne contenant que deux parties de la solution d'acide osmique pour vingt parties de la solution de bichromate.

Laisser dans ce mélange pendant une durée de deux à trois jours.

4. Lavage rapide à l'eau distillée.

5. Passage des pièces au nitrate d'argent pendant trente-six à quarante-huit heures.

Le cycle constitue donc une double imprégnation. On procède ensuite comme dans la méthode de Golgi.

C'est cette méthode qu'a employée Cajal dans ses études sur la rétine.

Voulant éviter l'inconvénient d'avoir des précipités trop abondants de chromate d'argent à la surface de la rétine, il a employé le procédé suivant :

Le pôle postérieur de l'œil frais est débarrassé du corps vitré; le segment postérieur est découpé en quatre secteurs, la rétine séparée de la choroïde.

On enroule chaque secteur à partir de la pointe de manière à former un petit cylindre.

On plonge alors ce cylindre quelques instants dans un bain de collodion qui lui forme une enveloppe.

Laisser dessécher un instant le collodion et pratiquer alors la double imprégnation et les coupes suivant la méthode indiquée plus haut.

CHAPITRE VIII

PROCESSUS DÉGÉNÉRATIFS COMMUNS EN PATHOLOGIE OCULAIRE.

Graisse. — La graisse devra être recherchée dans diverses conditions.

1° Dans certaines tumeurs de la conjonctive (lipomes et dermo-lipomes sous-conjonctivaux)(1) ;

2° Dans un grand nombre de processus dégénératifs : rétinite albuminurique où il peut exister une dégénérescence granulo-graisseuse des fibres

---

(1) Voy. fig. 13, examen histologique d'un cas de dermo-lipome.

nerveuses de la rétine, dans un grand nombre de tumeurs, mais surtout dans les gliomes de la rétine où cette dégénérescence est presque la règle.

Les granulations graisseuses se reconnaissent dans l'intérieur des tissus aux caractères suivants :

1° Elles sont insolubles dans l'acide acétique ;

2° Elles résistent aux solutions faibles de potasse et de soude à 1 p. 100 ;

3° Elles noircissent sous l'action de l'acide osmique à 1 p. 100 ;

4° Elles se dissolvent dans l'éther ou le chloroforme.

Quand on voudra faire des préparations, on devra éviter le durcissement par les alcools qui dissolvent toujours une certaine quantité de graisse.

La graisse peut être mise en évidence au moyen de deux procédés : l'acide osmique et la coloration par le Soudan III.

La technique est des plus simples.

Fixation de la rétine par l'acide osmique à 1 p. 100 suivant le procédé ordinaire.

Lavage à l'eau pendant deux jours. Ce lavage est indispensable pour enlever tout l'excès d'acide osmique contenu dans les tissus et qui, en se précipitant sous l'influence de l'alcool, pourrait teinter en noir la préparation.

Durcissement par les alcools. Celloïdine, Coupes.

Il est inutile de colorer.

Toutes les parties atteintes de dégénérescence graisseuse ressortent en noir sur les coupes.

La coloration par le Soudan III est un procédé tout récent ; c'est une poudre rouge-brun qui, en solution alcoolique, donne une coloration écarlate. Elle colore les éléments graisseux en rouge vif.

La solution de Soudan s'obtient en agitant dans de l'alcool à 70° de la poudre de Soudan III jusqu'à saturation. Filtrer au bout de dix minutes. On obtient ainsi un liquide clair de couleur rouge vineux. S'il se trouble dans la suite, il suffit de le filtrer à nouveau.

Tout récemment, au laboratoire de l'Hôtel-Dieu, sur les conseils de M. le professeur Panas, M. le Dr Vollaro a appliqué ce procédé de coloration à l'étude du gérontoxon, dans le but de contrôler les recherches faites antérieurement sur ce sujet par Takayasu. Il a employé la technique suivante :

Fixer la pièce à étudier au formol à 10 p. 100 pendant vingt-quatre heures.

Lavage à l'eau pendant vingt-quatre heures.

Coupes au microtome à congélation.

Colorer avec la solution de Soudan pendant dix à quinze minutes.

Passer un instant dans l'alcool à 70°.

Lavage à l'eau pendant quelques minutes.

Coloration à l'hématoxyline.

Lavage à l'eau.

Monter à la glycérine.

On peut aussi adopter la coloration en masse.

Fibrine. — On pourra avoir à rechercher la fibrine dans les exsudats qui se produisent à la suite d'irido-choroïdite, dans la chambre antérieure, dans le corps vitré ou dans la choroïde.

La fibrine se colore par toutes les couleurs acides d'aniline (acide picrique, éosine, fuchsine acide).

Weigert a indiqué une méthode spécifique de coloration.

1° Fixation à l'alcool ou au formol ;

2° Colorer pendant cinq à quinze minutes au moyen d'une solution saturée de violet de gentiane ou de méthyle dans l'eau anilinée ;

3° Laver avec une solution de chlorure de sodium à 6 p. 1000 ;

4° Enlever l'excès d'eau ;

5° Placer sur le porte-objet quelques gouttes d'une solution à 1 p. 100 d'iodure de potassium ioduré ;

6° Sécher avec du papier filtre ;

7° Décolorer avec le mélange :

Huile d'aniline...................... 2 parties.
Xylol................................ 1 partie.

8° Xylol ;

9° Baume.

La fibrine apparaît colorée en bleu ; tous les autres tissus (sauf les bactéries) sont décolorés.

Cholestéarine. — Les cristaux de cholestéarine

9.

se rencontrent dans de nombreux processus pathologiques ; et en particulier dans le corps vitré dégénéré (synchisis étincelant) ; dans l'exsudat sous-rétinien des décollements de la rétine ; dans de vieilles cataractes ; dans le liquide de mucocèles du sinus frontal.

On les reconnaît au microscope où ils apparaissent sous forme de cristaux rhomboïdaux et transparents.

Par l'addition à la préparation de quelques gouttes de lugol, les cristaux de cholestéarine deviennent brun foncé.

Si à des cristaux de cholestéarine on ajoute quelques gouttes d'acide sulfurique à 30-40 p. 100, on a d'abord une couleur orangée, puis rose, et enfin les cristaux se dissolvent complètement.

Chaux. — La transformation calcaire est une des plus fréquemment observées dans l'histologie pathologique de l'œil. Elle est la règle dans tous les vieux moignons irido-cyclitiques. On la rencontre assez souvent dans la choroïde, le corps ciliaire, l'iris et même la cornée. Mais c'est surtout dans le cristallin cataracté qu'on l'observe le plus communément sous forme de coques et de noyaux. Le nerf optique dégénéré dans les moignons peut être également envahi.

La calcification est aussi très fréquente dans les tumeurs intra-oculaires, surtout les gliomes. Son existence est facile à constater macroscopiquement dans ce dernier cas ; on gratte la partie dégénérée avec une aiguille à dissocier; dans les cas de dégénérescence calcaire, il se produit un frottement spécial que l'on ne trouve pas lorsqu'il s'agit simplement de dégénérescence graisseuse.

Par l'addition de quelques gouttes d'acide sulfurique dilué, les sels de chaux se dissolvent, laissant échapper des bulles d'acide carbonique.

On pourra, sur les coupes, mettre en évidence les portions calcifiées par deux procédés.

1° Par coloration à l'hématoxyline à l'alun; les portions calcifiées se colorent en bleu foncé avec une nuance légèrement rougeâtre;

2° Par le procédé de Leutert.

a. Coloration des coupes incluses en celloïdine avec la solution alcoolique concentrée d'hématoxyline.

b. Lavage à l'eau courante pendant un quart d'heure.

c. Colorer six à huit heures dans la solution aqueuse de safranine à 1 p. 100.

d. Laver à l'eau.

e. Différencier et deshydrater à l'alcool, au xylol et au baume.

La chaux se colore en bleu foncé, les noyaux en rouge.

Ces préparations ne tiennent pas longtemps.

Dégénérescence muqueuse. — On trouve dans l'épithélium conjonctival des cellules particulières en forme de gourde contenant du mucus. La dégénérescence muqueuse de l'épithélium conjonctival s'observe à la suite d'inflammations prolongées, surtout dans le trachome.

Quand on colore une coupe de conjonctive par l'éosine, les cellules à mucus ne se colorent pas, tranchant ainsi sur le fond rose de la préparation.

Le mucus se colore bien par l'hématoxyline, mais les plus belles préparations sont fournies par la thionine suivant la méthode de Leedham Green.

Les pièces, aussi fraîches que possible, sont fixées quelques heures dans le sublimé, lavées, portées dans l'alcool à 70°, puis dans l'alcool iodé, enfin incluses en celloïdine et coupées.

Coloration des coupes au moyen d'une solution étendue de thionine (deux gouttes de solution aqueuse concentrée de thionine pour cinq centimètres cubes d'eau distillée). Coloration pendant cinq minutes à un quart d'heure.

Passage aux alcools. Xylol. Baume. La mucine est colorée en violet foncé, et tous les autres tissus en bleu clair. Comme toutes les colorations par la thionine, ces préparations pâlissent très vite.

Dégénérescence amyloïde. — La dégénérescence amyloïde, si connue en médecine générale où on l'observe surtout dans le foie et dans les reins, peut se rencontrer au niveau de la conjonctive. Elle n'est d'ailleurs jamais la conséquence d'une maladie générale. On l'a observée le plus fréquemment sur des conjonctives atteintes de trachome ancien ; mais elle peut aussi se rencontrer sur des conjonctives antérieurement saines. Les masses amyloïdes se développent là où le tissu sous-conjonctival est le plus lâche et le plus extensible, en particulier au niveau du pli de passage supérieur, et au niveau du pli semi-lunaire.

Macroscopiquement, les masses amyloïdes se présentent à la coupe sous forme d'îlots brillants, d'aspect homogène, de consistance lardacée.

Un grand nombre de réactions permettent de les caractériser.

1° Réaction par l'iode :

Mettre les coupes dans une solution étendue de lugol (1 pour 3 d'eau distillée), et les y laisser cinq minutes. Lavage à l'eau. Examen dans la glycérine.

Les îlots amyloïdes se colorent en brun-acajou, tandis que le fond de la préparation est coloré en jaune clair.

Cette réaction est absolument caractéristique.

2° Réaction de l'iode et de l'acide sulfurique (Langhans).

Si on fait passer la coupe traitée par la méthode précédente dans l'acide sulfurique à 1 p. 100 au sortir du lugol, la couleur brune se fonce, ou passe au violet, au bleu ou au vert, suivant l'ancienneté des masses amyloïdes.

3° Coloration à la thionine.

Colorer cinq minutes avec la solution aqueuse concentrée de thionine.

Lavage à l'eau distillée.

Monter sur une lame. Sécher.

Déshydrater et éclaircir avec le mélange d'huile d'aniline et de xylol (2 : 1).

Xylol.

Baume.

L'amyloïde se colore en bleu clair, les autres tissus en bleu violet.

4° Méthode de Vossius par le picro-carmin boracique.

(La solution colorante se prépare en ajoutant à la solution ordinaire de carmin-boracique de l'acide picrique en poudre jusqu'à ce que la solution ait pris la coloration de l'eau rougie par le sang.)

Mettre les coupes dans cette solution pendant dix à vingt minutes.

Passage des coupes pendant le même temps dans une solution d'acide chlorhydrique dans la glycérine à 1/2 p. 100.

Lavage à la glycérine pure.

Lavage à l'alcool absolu, auquel on a ajouté quelques gouttes d'acide picrique.

Éclaircir dans l'huile de girofle et monter dans la résine damar.

Il est important de laisser les coupes aussi longtemps dans la glycérine chlorhydrique que dans la solution de picro-carmin boracique. L'alcool absolu ne doit être que peu teinté en jaune par l'acide picrique. (Vossius.)

Dans cette méthode, le protoplasma des cellules, les fibres musculaires et la matière amyloïde sont colorés en jaune ; le tissu conjonctif et les fibres élastiques se colorent en rouge pâle.

Dégénérescence hyaline. — La dégénérescence hyaline se rencontre sur des yeux de vieillards, sur des yeux atteints d'irido-choroïdite ancienne et de rétinite pigmentaire.

Les productions vitreuses siègent sur la membrane limitante interne de la choroïde, surtout au niveau de l'ora serrata. On peut en rencontrer aussi à la face antérieure de l'iris, sur la membrane de Descemet, au voisinage du ligament pectiné. Ces productions sont tantôt arrondies et se rattachent alors à la membrane anhyste de la choroïde par un pédicule, tantôt, au contraire, elles constituent un épaississement diffus de toute cette membrane.

Les productions hyalines peuvent se trouver en outre dans presque tous les tissus de l'œil ; elles sont presque toujours fonction d'une inflammation chronique et ancienne ; c'est ainsi qu'on les trouve dans la conjonctive (Vossius) ; dans les kératites anciennes dites kératites chimiques ; dans les vaisseaux choroïdiens et rétiniens, dans la rétinite albuminurique (Charles Théodore de Bavière) ; dans la pinguécula (Fuchs).

La matière hyaline se caractérise avec la plus grande facilité :

1° Par sa consistance homogène et sa grande réfringence ;

2° Par sa grande résistance à tous les réactifs. Elle n'est pas soluble dans les acides ni dans la potasse ;

3° Par sa grande facilité à prendre les colorants: carmin, picro-carmin, éosine, fuchsine acide.

La fixation des pièces sur lesquelles on la recherche peut se faire également par tous les procédés.

Fer.

Depuis les travaux de Bunge et surtout de Leber et von Hippel, nous connaissons mieux la manière dont les parcelles de fer introduites à la suite d'un traumatisme se comportent à l'intérieur de l'œil.

On avait observé que le fer, lorsqu'il avait séjourné longtemps dans un œil, donnait à la cornée, à l'iris et au cristallin une coloration rouillée.

Von Hippel a montré que cette coloration, cette *sidérose* peut avoir deux origines : ou bien la présence de parcelles métalliques dans l'œil (sidérose xénogène); ou bien la transformation d'un épanchement sanguin (sidérose hématogène).

Le fer est dissous par l'acide carbonique des tissus; la solution diffuse, est fixée par certaines cellules qui ont pour lui une affinité particulière; car (et c'est là un des points intéressants des beaux travaux de Von Hippel) le fer se fixe de préférence dans les cellules de l'épithélium pigmentaire de la rétine, de la pars ciliaris rétinæ et dans l'épithélium capsulaire du cristallin.

Deux procédés permettent de mettre en évidence le fer dans les tissus.

A. — **Procédé de Perls**. — Fixation de l'œil de préférence à l'alcool ou au formol.

Inclusion en celloïdine.

Mettre les coupes dans la solution aqueuse de ferrocyanure de potassium à 2 p. 100, pendant quelques minutes.

Passer les coupes dans l'acide chlorhydrique à 1/2 ou 1 p. 100.

Laver.

Examiner dans l'eau, la glycérine ou l'alcool.

Xylol. Baume.

Cette réaction est très sensible et très exacte ; c'est elle que Leber a mis à profit pour étudier l'origine du pigment dans les sarcomes de la choroïde.

B. — **Réaction de Quincke**. — 1° Mettre les coupes dans une solution récemment préparée de sulfure d'ammonium, jusqu'à ce qu'elles aient pris une coloration vert foncé (dix à vingt minutes environ) ;

2° Laver rapidement à l'eau ;

3° Alcool. Xylol. Baume.

Les parties de tissu qui contiennent du fer apparaissent sous forme de parcelles de couleur noir verdâtre.

CHAPITRE IX

PROCÉDÉS SPÉCIAUX

Fibres élastiques.

Nous retiendrons deux méthodes propres à mettre en évidence les fibres élastiques :

Celle de Unna par l'orcéine.

Celle de Weigert.

Méthode de Unna. — 1° Fixation des pièces dans l'alcool, le formol ou le sublimé. Inclusion. Coupes.

2° Colorer avec :

Orcéine.............................	1
Acide chlorhydrique...................	1
Alcool absolu.......................	100

Placer les coupes dans une capsule avec la quantité de teinture juste suffisante pour les couvrir. Chauffer à 30° environ. Au bout de dix à quinze minutes, la teinture s'épaissit par évaporation de l'alcool.

3° Laver les coupes à l'alcool dilué.

4° Différencier dans :

```
Acide chlorhydrique....................   0,5
Alcool à 95°............................  100
Eau distillée..........................   25
```

5° Laver à l'eau.

6° Alcool. Xylol. Baume.

Les fibres élastiques ont une coloration rouge-brun. La différenciation n'est jamais aussi complète, lorsqu'il s'agit d'yeux qui ne sont plus très frais.

Dans ces dernières années Weigert a indiqué une méthode d'application facile et qui donne des colorations très nettes.

Les pièces à colorer sont fixées à l'alcool ou au formol par les méthodes ordinaires, incluses et coupées.

On emploie un mélange de deux solutions :

```
A. — Fuchsine rubine neutre à
       saturation dans.... ...   110 gr. d'eau.
B. — Résorcine.. ............   2gr,20
     Eau......... ...........   110 grammes.
```

Mélanger les deux solutions et les porter dans une capsule de porcelaine que l'on chauffe à feu doux. Quand le mélange est à un certain degré de chaleur (80° environ), ajouter vingt-cinq centimètres cubes de perchlorure de fer. Continuer à chauffer pendant deux à cinq minutes. Il se forme alors un précipité noir.

Laisser déposer. Filtrer.

On jette le filtrat; le filtre et la poudre noire qui est restée sur lui sont mis dans une capsule à laquelle on ajoute 200 centimètres cubes d'alcool à 95 p. 100 On retire peu à peu le filtre. Chauffer jusqu'à dissolution de la poudre et laisser refroidir. Filtrer de nouveau et additionner le filtrat d'alcool jusqu'à concurrence de 200 centimètres cubes. Additionner la solution de 4 centimètres cubes d'acide chlorhydrique.

Pour colorer :

Laisser les coupes une heure dans la solution.

Décolorer avec l'alcool à 95 p. 100 ou avec l'alcool chlorhydrique pendant vingt-quatre heures. Alcool. Xylol. Baume.

Les fibres élastiques sont colorées en bleu foncé; le fond de la préparation reste clair.

Décalcification.

Les procédés de décalcification trouveront leur application dans les conditions suivantes :

1° Lorsqu'on voudra faire des coupes d'yeux atteints d'irido-cyclite ancienne. On trouve fréquemment dans ces cas des plaques osseuses doublant la choroïde et opposant une grande résistance au rasoir.

2° De même, les processus de calcification ne sont pas rares dans les gliomes de la rétine et les sarcomes de la choroïde.

3° On pourra avoir à faire des coupes d'orbite *in toto*. M. Rochon-Duvigneaud a montré au Congrès d'ophtalmologie de 1900 tout le parti qu'on pouvait tirer de cette méthode pour l'étude des rapports des différentes parties de l'orbite.

Mais l'acide carbonique qui se dégage pendant la décalcification amènerait dans les tissus frais des altérations considérables. Il est donc indispensable de fixer ceux-ci d'une façon complète.

Certains fixateurs ont, il est vrai, la propriété de décalcifier plus ou moins complètement les tissus. Mais on obtient de bien meilleurs résultats en procédant à une fixation préalable par les procédés ordinaires.

On pourra employer tous les fixateurs.

M. Rochon-Duvigneaud s'est servi avec avantage dans ses études sur l'orbite du liquide de Zenker.

Liqueur de Müller	1000
Sublimé	50
Acide acétique	50

Il existe de nombreux moyens de décalcification.

Le plus connu est l'acide chlorhydrique dont

l'action est rapide, mais il a l'inconvénient d'amener du gonflement des tissus ; il en est de même pour les acides acétique et lactique.

L'acide chlorhydrique en solution faible (2 à 4 p. 100) ne détermine aucun gonflement, si on a soin de le faire agir sur des pièces durcies fortement dans le liquide de Zenker, ou longuement *tannées* dans le Müller. L'acide chlorhydrique constitue le meilleur des décalcifiants.

L'acide chromique que l'on emploie en solution à 1 p. 100 n'a qu'une action lente et ratatine les tissus.

La durée de la décalcification est nécessairement très variable ; on s'assurera qu'elle est bien complète en introduisant dans l'épaisseur des tissus une aiguille à dissocier.

Les pièces retirées du décalcifiant sont lavées pendant deux jours à l'eau courante.

Durcissement aux alcools. Inclusion. Coupes.

Décoloration du pigment.

Lorsqu'on veut examiner les détails histologiques de la choroïde, des procès ciliaires et de l'iris, il peut être utile de débarrasser les coupes de leur pigment.

Il existe divers procédés.

Un des plus connus, celui de Griffith (mélange de chlorate de potasse et d'acide chlorhydrique dissous dans l'eau) a l'inconvénient d'altérer le protoplasma des cellules auxquelles il donne un aspect granuleux.

La méthode de Müller, basée sur l'action de l'eau oxygénée, donne de bons résultats. Les coupes, une fois lavées, sont mises pendant deux à trois jours dans l'eau oxygénée et exposées à la lumière du soleil.

L'inconvénient de cette méthode est de rendre les coupes très cassantes.

Nous recommandons le procédé d'Alfieri Pisa dont Grunert s'est servi dans ces dernières années pour étudier le dilatateur de l'iris. Nous l'avons employé avec de bons résultats.

Les coupes étant lavées sont placées dans une solution de permanganate de potasse à 1 p. 2000. Elles y restent un à plusieurs jours.

Quand elles ont pris une teinte brune, on les fait passer dans une solution d'acide oxalique à 1 p. 300. Elles n'y restent que quelques heures.

Les coupes ainsi traitées sont toujours un peu fragiles et doivent être surcolorées (Voy. *Iris*).

Méthodes d'injection des vaisseaux de l'œil.

Rappelons que l'on emploie communément des masses de couleur rouge pour les artères et de couleur bleue pour les veines. Les masses rouges sont de la gélatine additionnée de carmin et sont employées tantôt à chaud, tantôt à froid. Les masses bleues sont constituées par de la gélatine additionnée de bleu de Berlin. La manière de les préparer se trouve indiquée en détail dans tous les traités de technique générale (Voy. Bolles Lee et Henneguy).

Nous nous bornerons à indiquer ici les points à choisir pour faire passer des injections dans l'œil.

On peut d'abord injecter l'œil par la carotide. Pour cela, il est préférable de ne pas séparer la tête du tronc ; on empêche ainsi l'entrée de l'air dans la carotide, qui aurait pour résultat de gêner beaucoup la pénétration de la masse dans les fins vaisseaux de l'œil.

On peut injecter l'œil très facilement en plaçant une canule dans l'artère ophtalmique avant sa pénétration dans le trou optique.

L'injection peut être également poussée par la veine ophtalmique, à sa sortie de la fente sphénoïdale.

On peut, en effet, injecter les veines par les artères et réciproquement. Si l'on veut faire la distinction de ces deux ordres de vaisseaux, on injectera d'abord une masse colorée en bleu par l'artère ophtalmique et, immédiatement après, sans enlever la canule, on fera passer une masse colorée en rouge ; la première injection passe des capillaires dans les veines, la seconde reste dans artères. On peut enfin injecter séparément veines et artères.

Leber a d'ailleurs remarqué que, chez l'adulte, on n'arrive jamais à distendre complètement toutes les veines de l'œil par l'injection ; les injections réussissent, au contraire, beaucoup plus facilement chez les enfants.

Les règles à employer pour ces injections sont connues de tous ; rappelons seulement que l'on devra toujours empêcher, autant que possible, l'entrée de l'air dans le vaisseau qu'on injecte ; on devra donc, toujours immédiatement avant l'injection, purger la seringue de la petite quantité d'air qu'elle peut contenir.

On placera la tête de l'animal que l'on injecte dans un grand vase contenant de l'eau à 38 ou 40°, destinée à empêcher une coagulation trop rapide de la masse à injection. On injecte ordinairement par la carotide, on poussera l'injection jusqu'à ce que l'on voie la conjonctive se colorer.

Lorsque la masse à injection est bien refroidie, on énuclée l'œil et on le met dans du formol à 5 p. 100. On peut alors :

Ou bien faire des coupes de l'œil ; et, dans ce cas, les coupes ne devront pas être trop minces.

Ou bien couper l'œil en deux hémisphères que l'on montera comme nous l'inquerons plus loin, à propos de la préparation des hémiglobes.

Ou bien enfin faire des préparations à plat de la rétine. Ces préparations réussissent toujours mieux chez le lapin dont la rétine, peu vasculaire, ne présente que très peu d'adhérence à la choroïde.

Si l'on étudie des yeux d'animaux, il faut avoir

présentes à l'esprit certaines particularités que présente la répartition des vaisseaux dans l'intérieur de l'œil. Ainsi, chez le lapin, les vaisseaux ne s'étendent pas plus loin que les deux grandes traînées blanches constituées par les fibres myéliniques ; chez le cobaye, on ne trouve que quelques fins ramuscules au voisinage de la papille ; enfin, chez le cheval, les vaisseaux ne s'étendent que sur un espace de 3 à 6 millimètres autour de la papille.

Bellarminow emploie la technique suivante pour l'injection des vaisseaux de l'œil à la gomme laque :

On emploie une solution de gomme laque ainsi préparée : on fait dissoudre une partie de gomme laque dans une partie et demie d'alcool. Au bout de vingt-quatre heures, on met le récipient dans de l'eau chaude pendant deux à cinq heures, de manière à achever la dissolution de la gomme laque. On filtre la solution sur deux ou trois doubles de gaze. La solution ainsi préparée a la consistance d'un sirop, et comme elle se solidifie très vite, elle ne pénètre pas dans les capillaires et donne suivant le cas, tantôt une injection artérielle, tantôt une injection veineuse. La solution étendue deux ou trois fois, pénètre au contraire très bien dans les capillaires, et fournit sous une pression suffisante, une injection de tous les vaisseaux de l'œil. L'injection de solution étendue, faite par les artères, distend souvent les veines d'une façon complète.

Les doubles injections, que l'on pratiquera par l'artère carotide et par les vasa vorticosa sont colorées à la cinabre et au bleu de Berlin. Ces couleurs sont broyées dans une capsule contenant de l'alcool, filtrées à travers de la gaze, et enfin mêlées à la solution de gomme laque suivant la proportion convenable. Pour l'injection du réseau capillaire, la masse à injecter doit avoir la consistance de la crème.

La gomme laque se solidifie assez vite pour permettre l'examen de la préparation dix à vingt minutes après l'injection. L'œil est énucléé et mis pendant vingt-quatre heures dans une solution d'acide chromique étendue (2 à 3 p. 1000) où les tissus se durcissent.

L'avantage de ce mode d'injection est de permettre de pratiquer des préparations par corrosion. Les préparations après nettoyage au pinceau sont lavées vingt-quatre heures à l'eau courante.

Elles sont ensuite corrodées dans une solution forte d'eau de Javelle. La durée de la corrosion dépend de l'épaisseur et de la solidité de la préparation. Si on laisse la préparation se corroder trop longtemps, les parois vasculaires sont détruites et la préparation est perdue. Après corrosion, on lave soigneusement pendant douze à vingt-quatre heures.

On enlève l'eau de la préparation au moyen de papier filtre, et pour éviter sa rétraction, on l'étend entre deux lames où on la laisse se dessécher lentement.

On lute alors les deux lames avec de la paraffine et on peut alors conserver indéfiniment.

Préparation des hémiglobes.

Il est souvent utile de pouvoir conserver indéfiniment des globes oculaires dans un but d'instruction. Ces bulbes sont généralement ouverts suivant leur diamètre antéro-postérieur, constituant ainsi des « hémiglobes ».

Un certain nombre de procédés de conservation des hémiglobes ont été indiqués ; nous reproduisons *in extenso*, celui de M. Dubief :

« Le globe de l'œil ayant subi l'action du liquide de Müller est lavé à l'eau courante, ou bien, si on veut le décolorer, placé pendant un temps suffisant dans une solution d'hydrate de chloral à 5 p. 100. Lorsqu'il est bien débarrassé de son liquide conservateur, on lui fait subir les préparations suivantes :

a. Vingt-quatre heures dans :

    Eau...................... 90 cent. cubes.
    Glycérine.................. 10   —

b. Vingt-quatre heures dans :

    Eau...................... 75 cent. cubes.
    Glycérine.................. 25   —

c. Quarante-huit heures dans :

        Eau...................... 50 cent. cubes.
        Glycérine 50   —

Pendant que l'hémiglobe subit ces préparations préalables, on fabrique de la gélatine glycérinée de la manière suivante :

Dans une capsule de porcelaine placée au bain-marie, on met :

        Gélatine à blancs mangers....   40 grammes.
        Eau distillée................ 240   —

On fait fondre à une douce chaleur, et une fois la fusion opérée, on ajoute :

        Glycérine. ....   200 grammes.

en versant petit à petit et en agitant constamment.

Cette solution ainsi préparée n'est pas claire. Pour la clarifier, on y ajoute un blanc d'œuf, on bat quelques instants le mélange, puis on chauffe prudemment à feu nu jusqu'à l'ébullition, ou mieux pendant une bonne heure au bain-marie bouillant. Il ne faut pas oublier que le surchauffage de la gélatine met obstacle à sa solidification par le refroidissement. La coagulation de l'œuf étant effectuée, on passe sur un filtre en papier, qu'on a eu soin d'échauffer préalablement en y faisant couler un peu d'eau bouillante. Malgré la proportion assez élevée de glycérine contenue dans le mélange, cette gélatine peut s'altérer ;

10.

aussi est-il indispensable d'y ajouter un peu de bichlorure de mercure ou d'acide arsénieux. Le mélange solidifié par refroidissement doit être parfaitement transparent, sans grumeaux ni flocons en suspension.

Les vases nécessaires pour conserver les hémiglobes dans la gélatine glycérinée, sont de petits cristallisoirs à fond très épais, rodés sur leurs bords pour recevoir un couvercle muni d'une rainure; le fond est usé à la meule à sa partie extérieure pour présenter une surface tout à fait plane.

Un de ces vases est placé à l'étuve à air chaud, entre 40 et 50°, rempli de gélatine glycérinée contenant l'hémiglobe, la surface de section tournée en haut, sans adapter le couvercle. Cette première opération qui dure vingt-quatre heures, a pour effet de rendre le mélange bien homogène et de permettre à toutes les bulles d'air emprisonnées de s'échapper; s'il en restait quelqu'une, on chercherait, par de petites secousses, à la faire sortir. Au bout de ce temps, l'hémiglobe est retourné dans la position qu'il conservera définitivement, c'est-à-dire la surface de section en contact avec le fond du vase. Cette opération est délicate; pour la réussir, il faut que le cristallisoir soit bien rempli de gélatine afin d'éviter d'emprisonner aucune bulle d'air. Si cet accident se produisait, il vaudrait mieux recommencer l'opération que de s'exposer à avoir une préparation manquée ; les bulles d'air sont l'ennemi de ce procédé.

A ce moment, si on plaçait le couvercle et qu'on terminât la préparation, on serait sûr au bout de quelque temps, de la voir se fissurer lamentablement. Il faut la laisser à l'étuve à 40° plusieurs jours pendant lesquels l'eau s'évapore petit à petit, et chaque jour on ajoute un peu de gélatine glycérinée. A un moment donné, toute évaporation cesse, et la gélatine ne change plus de volume ; c'est le moment opportun pour terminer la préparation. Pour ce faire, on verse à la surface de la gélatine glycérinée fondue jusqu'à ce que le vase déborde et on adapte le couvercle qu'on avait préalablement laissé à l'étuve pour le réchauffer un peu, puis on charge le couvercle avec un poids et sous l'influence de la pression, l'excès de gélatine s'échappe. Quand le refroidissement est complet, on nettoie avec soin l'extérieur du cristallisoir, puis une fois qu'il est bien sec, on applique avec un pinceau au niveau de la rainure qui unit le couvercle à la boîte, du baume de Canada sec, dissous dans le xylol. Les jours suivants, on rajoute de nouvelles couches du même lut, jusqu'à ce qu'une épaisseur assez grande garantisse à tout jamais la gélatine de l'évaporation, et, par conséquent, de la formation de bulles ou de fissures. »

TROISIÈME PARTIE
TECHNIQUE SPÉCIALE

CHAPITRE X
CORNÉE

Cornée. — On doit distinguer dans la cornée :

1° Un épithélium antérieur comprenant :

Une couche de cellules superficielles, aplaties.

Une couche moyenne de cellules arrondies ou

polygonales, à bords dentelés, s'engrenant les unes dans les autres.

Une couche profonde de cellules cylindriques, très hautes (cellules à pied).

2° Une membrane formée de fibrilles conjonctives, denses et serrées, membrane de Bowmann.

3° Une substance fondamentale constituée par des lamelles superposées. Ces lamelles sont formées par des fibrilles conjonctives dirigées parallèlement et réunies par une substance cimentaire. Entre ces lamelles existent des cellules, de forme irrégulière, aplaties, présentant des crêtes d'empreinte qui correspondent à l'entrecroisement des faisceaux fibrillaires superposés. Ces cellules sont réunies par des prolongements qui baignent dans une lymphe nutritive, et forment ainsi dans la substance fondamentale de véritables canaux (canaux du suc).

4° Une membrane transparente, la membrane de Descemet : lorsqu'elle est dilacérée, elle s'enroule sur elle-même à la façon des spirales de vignes.

5° Un endothélium postérieur, recouvrant la membrane de Descemet, à noyaux saillants du côté de la chambre antérieure.

Coloration générale. — La cornée, après fixation et inclusion à la celloïdine par les procédés ordinaires, sera colorée de préférence par l'hématoxyline-éosine.

Étude de l'épithélium antérieur. — On pourra

étudier avantageusement l'épithélium antérieur sur des yeux de porc, car chez cet animal, la couche épithéliale est beaucoup plus développée que chez l'homme.

On emploiera la technique suivante :

1° Faire macérer la cornée pendant deux jours dans l'alcool au 1/3.

2° Au bout de ce temps, on détache facilement avec l'aiguille à dissocier, les couches épithéliales antérieures sous forme d'une mince membrane continue.

3° Examiner ces assises épithéliales dans la glycérine ou l'eau ; elles s'y dissocient avec facilité et on peut ainsi étudier les différentes formes cellulaires (Vossius).

Si l'on veut avoir une vue d'ensemble de cet épithélium, on s'adressera à la cornée de la grenouille.

Toucher avec un crayon au nitrate d'argent la surface d'une cornée de grenouille jusqu'à ce qu'elle soit devenue trouble, et exposer la tête coupée à la lumière du soleil dans de l'eau légèrement acidulée. Suivant l'intensité de l'éclairage, la cornée est devenue en un quart d'heure ou une heure d'une teinte brun sombre ; on la détache, on y pratique quelques incisions radiées pour l'étaler plus facilement et on l'examine dans la glycérine.

On obtient ainsi une argentation positive des cellules de l'épithélium antérieur. Le protoplasma des cellules se colore en brun sombre ; la substance inter-cellulaire est réservée en clair ; le noyau reste clair avec des contours très nets. Plus rarement, on pourra observer une coloration très sombre du protoplasma cellulaire, le noyau étant coloré en brun clair, le nucléole restant toujours incolore.

Comme les couches cellulaires plus profondes sont recouvertes par la couche brun sombre des cellules plus superficielles, on peut facilement limiter son examen à une seule couche. Les limites des cellules ressortent avec la plus grande netteté.

Substance fondamentale de la cornée. — L'étude de la substance fondamentale et des cellules fixes de la cornée repose sur la méthode des imprégnations.

Imprégnations négatives. — Par imprégnation on entend « la coloration produite dans les tissus par la formation de dépôts d'un métal ou d'un autre corps à l'état de division très fine ; dépôts formés sur place par les énergies chimiques des tissus, aidées par l'action d'agents réducteurs qui, ensemble, réussissent à séparer ces corps de la combinaison soluble, généralement un sel, sous forme de laquelle ils ont été apportés au sein des tissus » (Henneguy).

Ces dépôts sont donc en général des métaux réduits de leurs sels solubles ; le nitrate d'argent et le chlorure d'or sont les sels le plus communément employés.

Les imprégnations à l'argent ne colorent que la substance intercellulaire de la cornée ; les élémenls cellulaires sont réservés en clair ; il est probable que dans ce cas la substance intercellulaire transforme le nitrate d'argent en albuminate d'argent ; c'est une *imprégnation négative*.

Au contraire, les sels d'or ont la propriété de se fixer sur les cellules et les extrémités nerveuses, donnant ainsi des *imprégnations positives*.

Les nombreux procédés techniques au moyen desquels on étudie la substance fondamentale et les cellules fixes de la cornée sont basés sur ces deux propriétés.

Nous exposerons d'abord les procédés d'étude de la substance fondamentale au moyen des imprégnations négatives.

L'imprégnation négative peut être obtenue de deux manières :

1° Par action sur la cornée d'une solution de nitrate d'argent ;

2° Par attouchement direct de la cornée au moyen d'un crayon au nitrate d'argent.

Première méthode :

Si l'on veut obtenir de bonnes préparations, il ne faut jamais s'adresser à des cornées détachées, mais toujours placer le bulbe en entier dans la solution d'argent.

Mais, au préalable, on doit enlever l'épithélium antérieur de la cornée, ce qui facilite la pénétration du nitrate d'argent dans la substance fondamentale. On y arrive facilement en exposant, suivant la méthode de Recklinghausen, la cornée à des vapeurs d'eau chaude. On enlève ensuite l'épithélium au moyen d'un pinceau humide. Le bulbe est placé à l'obscurité pendant trois à six heures dans la solution de nitrate d'argent à 1 p. 100. Au bout de ce temps, on détache la cornée, on la porte dans l'eau distillée et on l'expose au soleil. En quelques minutes, elle prend une coloration rouge brun ; on la lave à l'eau ordinaire et on la fait durcir à l'obscurité dans les alcools à concentration croissante.

Inclusion à la paraffine.

Coupes dans le sens de la surface ; on peut colorer les noyaux des cellules fixes à l'hématoxyline.

Deuxième méthode :

1° Débarrasser de la même manière que précédemment un œil de grenouille de son épithélium ;

2° Passer ensuite énergiquement le crayon au nitrate d'argent sur la cornée ; celle-ci prend une teinte gris sombre ;

3° Détacher la cornée et la laver à l'eau distillée ;

4° La placer pendant vingt-quatre heures dans un bain d'eau légèrement acidulée ;

5° Durcir la cornée par les alcools à concentration croissante et l'étaler sur une lame, après avoir pratiqué quelques incisions périphériques.

Cette deuxième méthode donne des résultats

plus sûrs que la précédente ; elle est surtout à recommander lorsqu'on s'adresse à des cornées un peu épaisses.

Dans ces conditions, la substance fondamentale de la cornée apparaît colorée en brun foncé ; elle est parsemée d'espaces incolores correspondant aux cellules fixes de la cornée. On ne distingue dans ces espaces aucune espèce de noyaux.

De leurs bords partent les prolongements également incolores et qui réunissent en réseau les cellules de la cornée.

Imprégnations négatives par la méthode de Leber. — Cette méthode est basée sur la décomposition que subissent les sels de fer en présence du ferrocyanure de potassium ; il se forme ainsi un ferrocyanure ferrique qui teint avec élection en bleu la substance propre de la cornée.

Plonger une cornée fraîche de grenouille pendant quelques minutes dans une solution à 1 p. 100 de sulfate de fer.

La retirer au bout de quelques minutes pour chasser l'épithélium au pinceau.

Replonger de nouveau la cornée pendant cinq minutes dans la solution.

Laver à l'eau et placer aussitôt la cornée dans une solution de ferrocyanure de potassium à 1 p. 100 où on l'agite avec une pince jusqu'à ce qu'elle ait pris une coloration bleu intense, ce qui se produit en quelques instants.

Laver à l'eau pour enlever l'excès de sel.

Monter dans la glycérine. La substance fondamentale est teintée en bleu, les canaux du sac restent incolores.

Cellules fixes de la cornée. Imprégnations positives. — On étudiera les cellules fixes de la cornée au moyen de l'imprégnation au chlorure d'or en suivant la technique indiquée par Ranvier.

1° Placer la cornée d'une grenouille que l'on vient de tuer dans du jus de citron filtré sur un morceau de flanelle.

L'y laisser cinq minutes environ ;

2° Laver à l'eau distillée pendant une minute ;

3° Placer la cornée dans une solution de 10 centimètres cubes de chlorure d'or à 1 p. 100 pendant quinze à vingt minutes, en maintenant à l'obscurité ;

4° Passer de nouveau la cornée à l'eau et laver rapidement :

5° Placer la cornée dans de l'eau acidulée (deux gouttes d'acide acétique pour 60 grammes d'eau distillée), et laisser la réduction se faire à la lumière pendant vingt-quatre à quarante-huit heures.

Pendant cette période de réduction, les pièces doivent être exposées à la lumière de manière que celle-ci les traverse complètement ; si elles sont épaisses, il sera bon de les suspendre dans la solution à l'aide d'un fil ; pendant tout le temps de la réduction, on devra les agiter aussi peu que possible. L'imprégnation ne doit pas être prolongée au delà de la durée que l'on vient d'indiquer. Comme l'a montré Ranvier, les cellules ne fixent plus le chlorure d'or avec élection lorsque l'action de celui-ci est prolongée trop longtemps.

On s'assurera sous le microscope, au bout de deux à trois jours, que la réduction est complète ;

6° Placer la cornée à l'obscurité pendant vingt-quatre heures dans l'alcool à 70 p. 100. L'épithélium antérieur et l'épithélium postérieur sont raclés avec un scalpel.

Lorsqu'il s'agit de cornées de grenouille, il suffira, après avoir pratiqué quelques incisions périphériques, de les étendre sur une lame et de les examiner dans la glycérine. Les cellules colorées en violet foncé tranchent nettement sur le fond homogène et incolore de la cornée.

On n'oubliera pas que la réduction du chlorure d'or s'opère d'une façon très irrégulière ; on doit donc s'attendre à de fréquents insuccès.

Méthode de Drasch. — En règle générale, pour les imprégnations au chlorure d'or, les tissus doivent être aussi frais que possible. Drasch a observé cependant qu'on obtient de bien meilleurs résultats avec des tissus qui ont été gardés dans un endroit frais pendant douze, vingt-quatre ou quarante-huit heures après la mort.

On prend des fragments de cornée conservés par ce procédé et on les place pendant une heure dans une solution à parties égales de chlorure d'or à 1 p. 100 et d'eau distillée. Agiter de temps à autre la pièce avec un agitateur de verre.

La porter ensuite dans 30 centimètres cubes d'eau distillée, où on la laisse à l'obscurité pendant huit à seize heures.

On laisse ensuite la réduction se faire au jour dans une solution de 25 centimètres cubes d'eau et 5 centimètres cubes d'acide formique.

Quand la réduction est complète, on passe aux alcools et l'on pratique des coupes parallèles à la surface, ou l'étalement, s'il s'agit de cornées de grenouilles.

Endothélium de la membrane de Descemet. — Nuel et Cornil ont mis en évidence l'endothélium de la membrane de Descemet par le procédé suivant :

1º Injecter une solution aqueuse d'acide osmique à 1 p. 100 dans la chambre antérieure de l'animal (le pigeon, de préférence) ;

Pour cela, on laisse couler l'humeur aqueuse à travers la canule d'une seringue de Pravaz, et, sans retirer la canule, on injecte l'acide osmique ;

2º Énucléation ; placer quelques minutes le bulbe dans l'acide osmique à 1 p. 100 ;

3º Détacher la cornée et la plonger cinq à dix minutes dans une solution de carmin (carmin boracique ou picrocarmin) ;

4º Enlever au rasoir toutes les couches antérieures de la cornée ;

5º Étaler la cornée sur une lame, sa face postérieure étant tournée en haut.

Examiner dans la glycérine ; la préparation est surtout nette au bout de quelques jours.

Terminaisons nerveuses de la cornée. — Des différentes méthodes d'imprégnation des nerfs de la cornée, nous ne retiendrons que l'imprégnation au chlorure d'or par la méthode de Golgi :

1° Dans un tube à essai, mettre 8 centimètres cubes d'une solution de chlorure d'or à 1 p. 100 et 2 centimètres cubes de formol. Chauffer à la flamme, laisser refroidir et verser dans un petit cristallisoir. On y introduit un fragment de la cornée à étudier et on le maintient une demi-heure à l'obscurité ;

2° Lavage rapide à l'eau distillée ;

3° Placer la cornée dans une solution de 40 centimètres cubes d'acide formique. Maintenir à la lumière jusqu'à ce que la réduction soit faite, c'est-à-dire pendant deux ou trois jours ;

4° Faire passer dans l'obscurité par l'alcool à 70 p. 100 pendant un jour ;

5° Puis par l'alcool à 90 p. 100 pendant plusieurs jours, jusqu'à ce qu'il ne se fasse plus de réduction.

On pourra alors pratiquer des coupes perpendiculaires ou des coupes en surface après inclusion par les procédés ordinaires.

CHAPITRE XI

IRIS ET CHOROÏDE

Iris.

Si l'on se dirige de la face antérieure à la face postérieure de l'iris, on trouve les couches suivantes :

1° Une couche endothéliale formée de cellules aplaties ;

2° Une couche de cellules conjonctives très

serrées, engainées dans un mince tissu de soutien ;

3° Une couche conjonctivo-vasculaire dans l'intérieur de laquelle se trouvent les vaisseaux de l'iris. Cette assise conjonctive n'est pas partout également dense ; on peut, à cet égard, la diviser en trois feuillets : antérieur, moyen, postérieur. Les feuillets antérieur et postérieur sont formés de tissu conjonctif relativement dense ; au contraire, dans le feuillet moyen, où sont contenus les gros vaisseaux de l'iris, le tissu qui les engaine est extrêmement lâche, presque lacunaire.

Rappelons que ces lacunes sont en rapport avec la chambre antérieure par des stomates, surtout abondants au niveau de la région pupillaire, et désignés sous le nom de *cryptes de Fuchs.*

Au voisinage du bord pupillaire, le feuillet postérieur contient les fibres musculaires lisses du muscle sphincter de l'iris.

On trouve également à la face postérieure de cette zone conjonctive des cellules pigmentées, allongées, à noyau en bâtonnet.

Elles sont adhérentes à la limitante postérieure et l'ensemble formé par cette membrane et ces cellules pigmentées est considéré par divers auteurs comme constituant un *muscle dilatateur de l'iris* ;

4° Une membrane limitante postérieure formée de fibres à trajet parallèle, réunies entre elles par une substance intermédiaire anhiste ;

11.

5° Une double couche de cellules pigmentaires correspondant, l'antérieure à l'épithélium pigmentaire rétinien, la postérieure à toutes les autres couches de la rétine.

Section et fixation de l'iris. — Pour détacher l'iris, sectionner la partie antérieure de l'œil suivant son équateur et laisser le segment antérieur reposer sur la cornée.

Fixation au formol.

Alcools.

L'iris ayant été ainsi fixé et durci, on le détachera avec des ciseaux au niveau de son insertion ciliaire. On le divisera ensuite en quatre secteurs.

Inclusion à la paraffine.

S'il n'y a pas d'indication spéciale, pratiquer les coupes suivant les grands diamètres de l'iris.

Coloration. — Colorer de préférence au carmin, qui ressort mieux que l'hématoxyline sur le pigment de l'iris.

PROCÉDÉS SPÉCIAUX.

On doit étudier dans l'iris les procédés techniques permettant de mettre en relief : la couche endothéliale antérieure, la couche vasculaire, le muscle dilatateur, les nerfs.

Endothélium antérieur de l'iris. — On emploiera, pour le mettre en évidence, le procédé de Koganei modifié par Fuchs.

Sur un œil frais, sectionner circulairement la

sclérotique en arrière du corps ciliaire. Enlever ensuite la partie antérieure de la sclérotique avec la cornée, de sorte que l'iris soit complètement à nu ; on le lave à l'eau distillée et on l'arrose avec une solution d'azotate d'argent à 1 p. 100. L'iris est légèrement durci par l'alcool faible, puis on le sépare de son insertion ; on enlève au pinceau la couche pigmentaire postérieure. Après quoi l'iris, ayant été complètement déshydraté, est étalé et placé, la face antérieure en haut, dans la laque dammar.

Muscle dilatateur de l'iris. — Dans ses récentes recherches, Grunert a employé la technique suivante :

1° Isolement et section de l'iris en quatre quadrants ;

2° Décoloration de l'iris par le procédé d'Alfieri (Voy. plus haut).

Inclusion de l'iris. Coupe ;

3° Coloration par le procédé Heidenhain (hématoxyline à l'alun de fer).

Les coupes, au sortir de l'eau, sont mordancées dans la solution d'alun ferrique à 2,5 p. 100 pendant douze heures.

Lavage rapide à l'eau.

Coloration dans la solution d'hématoxyline aqueuse à 3 p. 100.

On laisse la coloration agir de préférence quarante-huit heures, et même plus longtemps.

Les coupes, devenues entièrement noires,

retournent, après lavage à l'eau courante, dans la solution ferrique où se fait la différenciation.

Cette différenciation ne dure guère au delà de cinq à dix minutes. Les coupes sont lavées à l'eau distillée, déshydratées, montées dans le baume.

On obtient ainsi des préparations remarquables par l'intense coloration des noyaux qu'elles présentent.

Nerfs de l'iris. — Deux méthodes donnent de belles préparations des nerfs de l'iris ; l'imprégnation au chlorure d'or et la coloration au bleu de méthylène vital.

Dans les deux cas, on se servira de lapins albinos.

1° **Imprégnation au chlorure d'or.** — Six à douze heures après qu'on a sacrifié l'animal, on enlève l'iris et on le place dans une solution de chlorure d'or à 0,5 p. 100 légèrement acidifiée à l'acide acétique.

Mettre ensuite la préparation à réduire à la lumière du jour. On reconnaît les pièces bien imprégnées à ce qu'elles n'ont pas un ton rouge, mais un ton bleuâtre au bout de vingt-quatre à trente-six heures. La réduction est alors terminée ; le chlorure d'or colore les nerfs et aussi les cellules ganglionnaires.

2° **Coloration au bleu vital de méthylène** (méthode d'Ehrlich).

Cette méthode a été appliquée récemment par Andogsky pour rechercher dans l'iris l'existence de cellules ganglionnaires.

Prendre un lapin albinos et, dix minutes environ avant de le sacrifier, lui injecter dans le corps vitré quelques gouttes de la solution de bleu de méthylène vital à 1/16 p. 100.

L'œil ayant été énucléé, on injecte, à l'aide d'une seringue de Pravaz, une petite quantité de cette même solution dans la chambre antérieure.

Au bout de cinq minutes on enlève l'iris, on le coupe en quatre quadrants et on les étend sur le porte-objet.

Verser sur eux quelques gouttes de la solution et les placer dans l'étuve réglée à 37°, en les retirant de temps à autre pour les examiner au microscope.

C'est généralement au bout de dix à quinze minutes que la coloration a atteint son maximum d'intensité. C'est à ce moment qu'on doit la fixer, pour éviter que les autres éléments de l'iris (stroma et vaisseaux) ne se colorent à leur tour. La méthode de fixation est la même que celle employée pour les éléments nerveux de la rétine.

Dans ces conditions, on voit, admirablement dessiné, le réseau principal des nerfs de l'iris sous forme de cercles concentriques réunis entre eux par des filets dirigés dans le sens radial.

De ce réseau principal partent des réseaux secondaires bien nets, dont les uns se dirigent vers la pupille pour donner la motilité au muscle sphincter de l'iris, et dont les autres vont distribuer la sensibilité aux couches superficielles antérieures.

Choroïde.

En se dirigeant de dedans en dehors, on trouve dans la choroïde les couches suivantes :

1° Une membrane anhiste formée de fibrilles très fines unies entre elles par une substance fondamentale : c'est la vitrée interne ou membrane de Bruch.

Cette membrane, très résistante, oppose assez longtemps obstacle à la marche des tumeurs choroïdiennes vers l'intérieur de l'œil (Voy. 4ᵉ partie, *Sarcome de la choroïde*, et fig. 6) ;

2° Une couche de vaisseaux capillaires, la chorio-capillaire ;

3° Une couche de gros vaisseaux artériels et veineux (Voy. fig. 5, *Altérations de ces vaisseaux dans l'artério-sclérose*) ;

4° Une couche de fibres élastiques réunissant la choroïde à la sclérotique, la *lamina fusca*.

Les gros vaisseaux sont engainés dans un stroma conjonctif très riche en cellules pigmentaires.

Coupes. — Pas d'indication spéciale.

Colorations. — Les colorations se feront de préférence au carmin (même raison que pour l'iris).

Éléments cellulaires. — Ces éléments se voient bien dans les dissociations faites dans la glycérine. On mettra ainsi en évidence les cellules épithéliales du pigment rétinien, les cellules du stroma choroïdien (polymorphes à gros prolongements), des fragments de vaisseaux et de capillaires, des cellules migratrices.

Pigment épithélial rétinien. Préparation à plat.
— Bien que ce pigment doive être considéré au
point de vue embryologique comme faisant partie
de la rétine, il nous paraît préférable de décrire
ici son mode de préparation ; on ne l'étudie, en
effet, jamais indépendamment de la choroïde, à
laquelle il est intimement uni.

Chez l'homme, il est très facile d'en obtenir des
préparations à plat en découpant aux ciseaux
un fragment du segment postérieur de l'œil, de
1 centimètre carré environ ; en exerçant sur la
rétine une légère traction avec une pince, on la
fera glisser sur la choroïde et on la détachera sans
difficulté. On sépare ensuite avec précaution la
choroïde de la sclérotique, en sectionnant avec
des ciseaux fins les tractus qui les unissent et non
en cherchant à les rompre.

Le fragment de choroïde est étendu sur une
lame, la face rétinienne de la choroïde étant tournée
en haut ; on déshydrate aux alcools. Xylol. Baume.

Si l'on veut obtenir des préparations à plat de
l'épithélium pigmentaire chez de petits animaux
(lapin, cobaye), on sera gêné, pour décoller la
rétine, par l'extrême minceur de cette membrane ;
le décollement devra être pratiqué dans un liquide,
mais non dans l'eau, qui amène très vite des altérations vacuolaires de l'épithélium.

Après avoir découpé un fragment du segment postérieur de l'œil, nous le plaçons dans de l'alcool au tiers pendant un quart d'heure à vingt minutes environ. (Ce liquide est celui qui altère le moins la forme des cellules pigmentaires : le formol et le Müller donnent de très mauvais résultats).

Au bout de ce laps de temps, la rétine est presque complètement décollée; alors, nous achevons de la détacher à l'aide de pinces et d'une spatule fine.

Passant ensuite la spatule entre la choroïde et la sclérotique, nous rompons avec précaution les tractus de la lamina fusca, les coupant au besoin avec des ciseaux.

Le fragment de choroïde est ensuite traité comme on l'a indiqué précédemment pour l'œil humain.

Étude des couches non pigmentées de la choroïde. — Nous devons signaler la méthode qui a permis à Sattler de mettre en évidence la membrane endothéliale qui porte son nom et qui se trouve située entre la chorio-capillaire et la couche des gros vaisseaux.

On prendra de préférence pour cette étude des lapins non albinos. Chez tous les mammifères, en effet, la chorio-capillaire est absolument incolore.

Si donc on enlève au pinceau toute la partie pigmentée de la choroïde, on sera certain d'avoir mis à nu la chorio-capillaire.

On détache un fragment de choroïde de la rétine et de la sclérotique.

On enlève au pinceau, dans l'eau, d'une part l'épithélium pigmentaire de la rétine, d'autre part la couche pigmentaire externe qui contient les gros vaisseaux. Le reste de la choroïde, comprenant la lame vitrée, la chorio-capillaire et la membrane intervasculaire de Sattler, est mis à durcir aux alcools, puis coloré à l'hématoxyline. On étend à plat, sur une lame, le fragment de choroïde, en le faisant reposer sur la lame vitrée interne. Suivant l'indication de Sattler, on met d'abord au point pour la lame vitrée, qu'on reconnaît facilement, grâce aux traînées de pigment épithélial restées adhérentes à sa face interne ; relevant progressivement l'objectif, on voit successivement : la formation grillagée qui existe à la surface externe de la lame vitrée, puis les contours et les noyaux des vaisseaux capillaires ; et enfin, en dernier lieu, les noyaux ovales pâles de la membrane de Sattler, qui apparaissent entre les mailles des vaisseaux capillaires.

Cette membrane de Sattler peut, d'ailleurs, être mise en évidence au moyen d'imprégnations au nitrate d'argent, qui dessinent les limites des cellules endothéliales.

CHAPITRE XII

CRISTALLIN ET ZONULE DE ZINN

Cristallin.

Le cristallin est constitué par un sac capsulaire contenant une masse transparente formée de fibrilles aplaties à section hexagonale. Ces fibrilles proviennent de l'épithélium qui, au stade fœtal, tapisse la face interne du feuillet postérieur de la capsule. La face interne du feuillet antérieur est revêtue d'un épithélium très régulier à gros noyau, à protoplasma clair.

Dans les cataractes secondaires, cet épithélium prolifère et envahit la face postérieure de la capsule (Voy. fig. 3).

La capsule est une membrane anhiste plus épaisse en sa partie antérieure qu'en sa partie postérieure et doit être vraisemblablement considérée comme un produit de sécrétion des cellules épithéliales du cristallin.

Extrèmement résistante, comme toutes les membranes anhistes, on peut toujours en reconnaître les débris sous forme d'une ligne sinueuse dans les yeux les plus désorganisés par l'iridocyclite (Voy. fig. 2).

La consistance du cristallin varie, comme on le sait, avec l'âge ; vers la quarantaine, la partie centrale devient dure, scléreuse, constituant ce que l'on appelle le noyau, assez dur pour offrir de la résistance aux coupes.

Durcissement. — On devra éviter l'action trop prolongée des liquides durcissants. Il faut absolument rejeter le formol à la concentration ordinaire. On emploiera de préférence la liqueur de Müller, qu'on ne laissera pas agir trop longtemps, ou le formol au titre de *2 p. 100*.

Passage aux alcools progressivement croissants. Inclusion à la celloïdine.

En procédant ainsi, on est toujours exposé à ce que le noyau du cristallin, devenu trop dur à la suite du passage à l'alcool absolu, n'oppose une grande résistance aux coupes.

La méthode d'inclusion de Calberla-Ruge obvie à cet inconvénient ; elle ne nécessite pas en effet de passage par l'alcool absolu.

Elle permet en outre d'obtenir des coupes minces.

Prendre des œufs de poule très frais et brouiller vigoureusement l'albumine et le jaune. Ajouter à chaque œuf 7 à 8 gouttes de glycérine anhydre ; après avoir encore une fois agité longtemps et vigoureusement le mélange, filtrer le tout à travers une fine flanelle. Le cristallin ou l'hémiglobe, bien lavé à l'eau, a été maintenu dans une boîte de papier ; on l'arrose avec le filtrat et le tout est mis dans un bain-marie que l'on chauffe avec une lampe à alcool jusqu'à ce que la masse soit solide, ce qui demande deux heures environ, pour inclure une moitié d'œil. Après refroidissement, le tout est mis à durcir dans l'alcool à 90 p. 100, jusqu'à ce que la masse ait pris une consistance égale à celle de la préparation. Si l'on voit sur les premières coupes que le degré de durcissement n'est pas suffisant, on replacera le bloc d'inclusion dans l'alcool à 95 p. 100 autant qu'il sera nécessaire. On colle ensuite avec de la gomme arabique.

Coupes. — Déshydratation. Xylol. Montage au baume. Les coupes seront orientées de préférence suivant la direction antéro-postérieure.

Coloration. — Les différents colorants pourront

être employés sans qu'il y ait à cet égard d'indication spéciale. On peut se demander comment ils agissent sur les parties du cristallin opacifiées. Malgré les recherches de Hess, cette question est encore pleine d'incertitude.

PROCÉDÉS SPÉCIAUX.

Isolement de la capsule. — La capsule cristallinienne n'est pas, comme on pourrait le croire, d'une constitution homogène. Ainsi que l'a montré Berger, elle est formée de lamelles superposées qu'on peut mettre en évidence en la faisant macérer pendant deux jours dans une solution de permanganate de potasse à 0,1 p. 100 et en pratiquant des dissociations à l'aiguille. Ce clivage de la capsule se trouve surtout marqué dans les cristallins séniles et dans les yeux atteints d'iridocyclite chronique.

Le procédé d'isolement de la capsule est très simple :

Placer le cristallin dans l'alcool au tiers pendant une heure.

Pratiquer avec des ciseaux une petite incision au niveau de l'équateur et détacher avec une pince fine la capsule du cristallin.

Étaler cette capsule sur une lame, la face interne étant tournée vers le haut. Coloration par l'hématoxyline et le carmin aluné.

Fibres cristalliniennes. — Sur des coupes perpendiculaires au cristallin, elles se présentent comme des hexagones aplatis dont le grand axe est parallèle à la surface du cristallin ; ces hexagones sont réunis par une substance cimentaire qu'il est facile de mettre en évidence en traitant les coupes par la solution d'azotate d'argent à 1 p. 1000. Le ciment se dessine alors sous forme de lignes noires.

Étoile du cristallin. — Depuis Hannover, on décrit sous ce nom une disposition qui apparaît dans le cristallin dès la deuxième moitié de la vie intra-utérine.

On peut constater en effet, à l'éclairage oblique, sur des cristallins de nouveau-nés l'existence d'une étoile à trois branches, à la partie antérieure et à la partie postérieure du cristallin.

Ces branches, qui partent des pôles et se dirigent vers l'équateur, correspondent aux surfaces d'implantation des fibres cristalliniennes. Chez l'adulte, elles se subdivisent, mais avec beaucoup moins de régularité que ne pourraient le faire croire les descriptions classiques d'Arnold ; les recherches plus récentes de Friedenberg ont prouvé en effet que la figure en étoile peut offrir de grandes variétés quant à la forme, au nombre et au point de départ des rayons qui la composent. Friedenberg a employé la technique suivante :

Le cristallin frais, revêtu de sa capsule, est mis dans une solution d'argent faible (1 p. 500) ; au bout de cinq à dix minutes, on aperçoit déjà les lignes de l'étoile cristallinienne. Le cristallin reste ensuite soumis vingt-quatre heures à l'action de la lumière. Pendant que toute la surface prend une couleur noir-chocolat, les rayons de la figure étoilée deviennent d'un noir intense formant un contraste très net.

Zonule de Zinn.

Rappelons que la zonule de Zinn, qui maintient le cristallin en arrière de l'iris, n'est pas une membrane continue, ainsi que le croyaient les anciens anatomistes, mais un treillis de fibres rigides qui, parties des procès ciliaires, vont, après s'être entre-croisées en X, s'insérer au cristallin. Il existe également des fibres à direction tangentielle étendues d'une vallée ciliaire à l'autre. Leur rôle est peu important.

La zonule doit donc être comprise comme un système de cordelettes enserrant le cristallin dans leurs mailles.

Ainsi que l'a montré Terrien, les fibrilles qui la composent peuvent être considérées comme étant les homologues des fibres de Müller qui, dans la rétine, jouent le rôle de fibres de soutènement. Elles ne s'insèrent donc pas directement sur les procès ciliaires, mais, pénétrant les interstices cellulaires, elles vont s'attacher à la lame vitrée interne de la choroïde.

Vue d'ensemble de la zonule. — Sectionner un

œil bien durci au niveau de l'équateur et chasser au pinceau le corps vitré. Inciser ensuite circu-lairement en avant la cornée et la sclérotique jusqu'à la racine de l'iris.

On enlève également avec des ciseaux l'iris au niveau de son insertion.

En examinant le segment antérieur par trans-parence, il est facile d'observer le trajet des fibres zonulaires tendues entre le sommet des procès ciliaires et l'équateur du cristallin.

Coupes. — Sur le cadavre, il se produit très rapidement des altérations qui ont pour effet de modifier quelque peu le trajet des fibres zonu-laires à l'intérieur des vallées ciliaires ; les yeux énucléés au début de l'irido-cyclite sont, comme l'a montré Berger, les plus favorables à l'examen des fibres zonulaires ; il ne se produit en effet dans ce cas qu'une légère exsudation décollant la partie antérieure du corps vitré, mais sans autre altération importante de la chambre postérieure.

Après durcissement du segment antérieur de l'œil par le formol et inclusion par les procédés ordinaires, on pratique, en général, des coupes méridionales. Mais les coupes dirigées, comme l'a indiqué Berger, de dehors en dedans et d'avant en arrière, croisant donc perpendiculairement l'axe des procès ciliaires, sont aussi très instruc-tives ; elles montrent bien les rapports des fibres zonulaires avec le fond des vallées ciliaires ; les fibres se présentent sous forme de points arrondis qui tantôt sont au contact des procès ciliaires, tantôt en sont plus ou moins distants, suivant qu'elles ont été coupées au niveau de leur insertion à la lame vitrée, ou avant qu'elles aient pris contact avec cette dernière.

Colorations. — Les fibres zonulaires peuvent être mises en évidence par les colorants les plus divers.

On pourra exécuter la simple coloration à la thionine phéniquée, qui donne d'excellents résultats.

Ou bien, à l'exemple de Berger, la double coloration avec l'hématoxyline et le carmin.

Enfin, les différents colorants des fibres élastiques agissent avec élection sur les fibres de la zonule. Citons seulement l'orcéine (méthode de Unna-Taënzer [Voy. plus haut]) et la safranine qui donne de très bonnes préparations (solution de Martinotti) :

Safranine.........................	1 partie.
Alcool absolu......................	20 parties.
Eau distillée......................	40 —

Mettre les coupes dans cette solution pendant quarante-huit heures. Xylol. Baume.

Origine des fibres zonulaires. — Pour mettre en évidence l'origine des fibres zonulaires, on aura recours à la technique indiquée par Terrien.

Prendre de préférence des yeux de grands animaux (bœuf, cheval).

Immédiatement après la mort de l'animal, détacher le segment antérieur de l'œil par une incision passant en arrière du corps ciliaire.

Libérer le cristallin de ses attaches à la zonule.

Enlever à l'aide des ciseaux un petit fragment des procès ciliaires.

Détacher avec une spatule fine la sclérotique des procès ciliaires, en rompant doucement les fibres de la lamina fusca.

Fixation par le liquide de Lindsay ; inclusion à la paraffine. Coupes pratiquées dans le sens méridional.

Coloration des coupes par la thionine phéniquée.

Sur des coupes ainsi préparées, Terrien a pu observer la pénétration des fibres de la zonule dans l'intervalle des cellules cylindriques de la pars-ciliaris rétinæ.

CHAPITRE XIII

RÉTINE

Rétine. — La rétine est une membrane de 0,3 millimètres d'épaisseur recouvrant la choroïde et les procès ciliaires et absolument transparente lorsqu'on l'examine aussitôt après la mort. Mais, au bout de très peu de temps, toute la portion de la rétine qui correspond à la choroïde perd sa transparence, devient tellement opaque qu'elle ne permet pas de voir la couche de pigment sous-jacente. La portion ciliaire de la rétine, au contraire, reste claire beaucoup plus longtemps. Elle ne contient pas en effet d'éléments nerveux : c'est l'altération rapide de ces derniers qui amène ces modifications dans l'aspect de la rétine.

La rétine n'est unie d'une façon solide à la choroïde qu'en deux endroits : au niveau de la papille et au niveau de l'ora serrata. Partout ailleurs, elle se laisse facilement décoller par tous les exsudats, hémorragies ou tumeurs d'origine choroïdienne (Voy. fig. 2, 7 et 8).

Il est une région qui résiste encore moins que les autres aux altérations cadavériques : c'est la fovea centralis, dépression située chez l'homme en dehors de la papille et où les éléments percepteurs sont réunis à leur maximum. — Il est facile de se convaincre que, aussitôt après la mort, la macula est absolument transparente. Mais, presque immédiatement, elle prend une teinte jaune-paille qui lui a valu le nom de macula lutea ; — cette teinte est due à la présence d'un pigment soluble dans l'alcool, dont l'origine est mal connue.

La structure histologique de la rétine est d'une grande complexité, et, avant d'aborder l'étude des procédés techniques applicables aux différents éléments qui la composent, nous allons indiquer certaines méthodes générales de préparation, de coupe et de coloration.

Préparations à plat. — Il est difficile d'obtenir

de bonnes préparations à plat de la rétine, à cause
de sa grande minceur, qui fait qu'elle résiste mal
aux manipulations. On lui donne plus de résistance en la traitant pendant dix minutes environ
par un fixateur.

On procède de la manière suivante :

Au moyen du rasoir et des ciseaux, amputer le
segment antérieur de l'œil. Il est facile de chasser
ensuite le corps vitré au moyen du pinceau sans
toucher à la rétine.

Placer le segment postérieur dans l'acide
osmique à 1/2 p. 100 ou le formol à 10 p. 100.
L'y laisser dix minutes.

Mettre ensuite la pièce dans un petit cristallisoir
rempli de solution saline physiologique. — Maintenant le segment postérieur avec une petite pince
au niveau de l'ora serrata, on le coupe aux ciseaux
en quatre secteurs partant de l'ora serrata et
aboutissant au nerf optique.

On sépare ensuite chacun de ces secteurs du
nerf optique et on les laisse flotter dans le liquide.
La rétine se détache spontanément de la choroïde
et il est facile, à l'aide d'une spatule fine, de
l'étaler sur un porte-objet, la face choroïdienne
étant tournée vers le haut.

On pourra ainsi examiner la mosaïque formée
par les cônes et les bâtonnets.

On sait qu'il existe chez les oiseaux, chez les
reptiles et beaucoup de batraciens, entre le segment interne et le segment externe des cônes, des

12.

boules colorées décrites pour la première fois par Hannover. Leur coloration varie avec l'espèce animale et avec la région de la rétine considérée.

Les préparations à plat permettent d'obtenir chez le pigeon ou la poule une vue d'ensemble de ces éléments.

Il faudra se garder de fixer la pièce par l'acide osmique, car les globules colorés contiennent de la graisse qui serait dissoute par les alcools ou colorée en noir par l'acide osmique.

Fixation. — En étudiant chacune des différentes couches de la rétine, nous indiquerons le fixateur qui convient le mieux.

Si l'on se borne à faire des coupes d'ensemble, l'acide osmique est le meilleur des fixateurs, qu'on l'emploie en vapeurs ou en solution à 1 p. 100. Rappelons que, l'action de l'acide osmique étant toujours superficielle, on devra toujours enlever le segment antérieur avant de mettre le bulbe dans le fixateur.

La fixation au sublimé, excellente pour mettre en évidence les noyaux, a en outre l'avantage de permettre l'application de la méthode de Nissl. On pourra n'ouvrir l'œil qu'au moment de faire l'inclusion ; il suffira, avec une seringue de Pravaz, d'injecter dans le vitré, aussitôt après l'énucléation, quelques gouttes de solution concentrée aqueuse de sublimé.

La fixation s'achève ensuite par les procédés ordinaires (**Voy.** *Fixation au sublimé*).

Rappelons encore qu'il est essentiel, pour l'étude de certains éléments rétiniens (cônes et bâtonnets, cellules ganglionnaires), de fixer la rétine aussitôt après l'énucléation. Cette condition est particulièrement difficile à réaliser chez l'homme, car il est rare qu'on puisse pratiquer l'énucléation immédiatement après la mort.

Coupes. — Les coupes de rétine peuvent être orientées de deux façons : parallèlement ou perpendiculairement à la surface.

Le premier procédé n'est qu'un procédé d'exception. Nous indiquerons seulement la méthode de Koster :

On fixe très solidement dans la pince du microtome un fragment de bon bouchon. Après avoir mis le rasoir en place, on rase la surface du bouchon. Le fragment de rétine à étudier est alors plongé rapidement dans la celloïdine faible et étalé à la surface du bouchon, qui a été au préalable imbibée d'éther. On verse par-dessus quelques gouttes de celloïdine forte. Enlevant alors la pince du microtome, on met le tout dans l'alcool à 70 p. 100. Quand le durcissement de la celloïdine est complet, on remet la pince en place et l'on pratique des coupes parallèles à la surface de la rétine au moyen du rasoir, qu'on a eu grand soin de maintenir dans sa position première.

Les coupes perpendiculaires seront toujours faciles à obtenir si la rétine n'est pas séparée de la choroïde : mais, si elle en a été décollée, il se produit presque toujours des plissements rendant les coupes plus ou moins obliques.

La plupart des colorants permettent d'obtenir de bonnes préparations d'ensemble de la rétine. On s'adressera de préférence à l'hématoxyline ou à la thionine phéniquée.

Procédés spéciaux.

Étudions maintenant les techniques propres à mettre en évidence chacun des éléments qui composent la rétine.

L'histologie si complexe de cette membrane peut se comprendre facilement si l'on se souvient qu'elle est essentiellement constituée par la superposition de trois neurones.

Le premier neurone (le plus externe) est formé par les cellules visuelles comprenant deux portions essentielles : le corps de la cellule visuelle proprement dit, dont le noyau constitue les grains externes, et, d'autre part, les cônes et les bâtonnets ou neuro-épithélium.

Le deuxième neurone est constitué par la couche des cellules bipolaires ou couche des grains internes.

Le troisième neurone comprend la couche des cellules ganglionnaires.

Entre le premier et le deuxième neurone, d'une part, entre le deuxième et le troisième, d'autre part, se trouvent deux couches de fibres à direction tangentielle formant de multiples réseaux à mailles entrelacées ; elles jouent le rôle de fibres d'association entre les points différents de la surface rétinienne.

La première de ces couches est la couche plexiforme externe, la seconde la couche plexiforme interne.

Enfin, il existe deux membranes limitantes : la limitante interne, immédiatement en dedans de la couche des fibres nerveuses, la limitante externe ; qui, dans le troisième neurone, marque la limite entre le corps des cellules visuelles et les cônes et les bâtonnets.

L'épithélium pigmentaire qui revêt la surface externe de la rétine est étudié avec la choroïde, à laquelle il reste le plus souvent attaché.

Cônes et bâtonnets. — Les cônes et les bâtonnets sont les éléments percepteurs de la rétine ; situés en dehors de la limitante externe, ils se composent de deux parties : un segment interne plus ou moins renflé et un segment externe cylindrique. Les réactions de ces deux segments vis-à-vis des substances colorantes et de l'acide osmique sont bien différentes.

Les colorants teignent le segment interne et laissent le segment externe incolore.

L'acide osmique, au contraire, colore en noir le segment externe et n'agit pas sur le segment interne.

Les cônes et les bâtonnets se rétractent et se tassent sous l'influence du durcissement.

Il est donc impossible de les étudier sur les coupes de rétine par les procédés ordinaires.

On s'adressera aux procédés de dissociation. On

emploiera le procédé de Ranvier ou celui de **Max Schultze**. Le procédé de Max Schultze consiste à fixer un œil de grenouille par l'acide osmique à 1 p. 100 pendant deux heures ; — le couper au niveau de l'équateur et le faire macérer un à deux jours dans l'eau distillée fréquemment renouvelée. — S'il s'agit d'un œil humain, le couper au niveau de l'équateur et placer le segment postérieur dans la solution fraîche d'acide osmique à 1 p. 100 pendant douze à vingt-quatre heures.

Mettre ensuite deux jours dans l'eau distillée fréquemment renouvelée. Décoller la rétine à l'aide d'une petite pince, en placer des fragments sur le porte-objet, y ajouter un peu de glycérine, dissocier le plus finement possible et couvrir avec une lamelle. En employant un fort grossissement, on peut voir différents éléments de la rétine, mais surtout les cônes et les bâtonnets.

Dans le même but, Genderen-Stort emploie le procédé suivant :

Durcir le bulbe pendant six heures dans une solution d'acide azotique à 3 p. 100.

Laver rapidement à l'eau courante, sectionner le bulbe au niveau de l'équateur.

Avec un rasoir bien affilé, découper de petits fragments de rétine sur un porte-objet. Examiner ces fragments dans la glycérine.

Pourpre rétinien. — On sait qu'il existe chez tous les vertébrés (surtout chez ceux qui vivent à l'obscurité) une substance chimique, le pourpre rétinien, qui imprègne en rouge les segments externes des bâtonnets. Chez l'homme, cette substance existe sur toute l'étendue de la rétine, à l'exception de la macula lutea et d'une petite zone de 3 à 4 millimètres, située au niveau de l'ora serrata. Le pourpre se décompose rapidement et pâlit sous l'influence de la lumière.

Chez la grenouille, on peut le mettre en évidence par le procédé suivant :

Placer pendant un jour une grenouille à l'obscurité ; puis, dans la chambre noire éclairée seulement par la lumière du sodium, ouvrir l'œil énucléé et mettre la rétine à durcir pendant vingt-quatre heures environ dans la solution de formol à 10 p. 100.

Décoller ensuite la rétine de la choroïde dans la solution saline physiologique.

Cette manipulation doit être également exécutée à la flamme du sodium.

Placer alors la rétine sur un porte-objet et l'examiner à la lumière ; cet examen doit être fait très rapidement, car l'intensité du pourpre visuel pâlit très vite.

Membrane limitante. — Sur les coupes perpendiculaires à la rétine, la membrane limitante se présente comme une ligne mince formée par la réunion des extrémités des fibres de Müller.

Sur des préparations à plat, elle forme un treillis régulier dont les orifices correspondent au passage, à travers son épaisseur, des corps des cellules visuelles se continuant avec les cônes et les bâtonnets.

Grains externes. — Ils représentent le noyau des cellules visuelles et forment une couche d'épaisseur très variable suivant les espèces animales (Voy. fig. 10, *gr. e.*).

Quand on examine les grains externes à de très forts grossissements, on y constate des stries parallèles obscures sur la nature desquelles on a beaucoup discuté.

Des recherches récentes de Lowenstamm tendraient à faire admettre qu'il s'agit là d'une disposition particulière de la chromatine du noyau.

Pour étudier ces détails de structure, fixer la rétine par le Flemming, colorer à la safranine et faire l'examen à l'immersion.

Assise ganglionnaire plexiforme externe. — C'est dans cette assise que se fait le contact entre le premier et le deuxième neurone; les extrémités des cellules visuelles s'y articulent avec les extrémités supérieures des cellules bipolaires. Sur des coupes perpendiculaires à la rétine, toutes ces fibrilles nerveuses entre-croisées apparaissent sous forme de points.

Couche des grains internes. — Cette couche est constituée, d'une part, par les noyaux des cellules bipolaires; d'autre part, en sa partie la plus interne, par des éléments particuliers, les spongioblastes. Tous les noyaux apparaissent bien sur les coupes colorées à l'hématoxyline.

Couche plexiforme interne. — Elle est composée, comme la couche plexiforme externe, par une intrication de fibres nerveuses, résultant du contact des extrémités inférieures des bipolaires avec les prolongements protoplasmiques des cellules ganglionnaires.

Dans les quatre assises que nous venons de passer en revue, la méthode de Golgi est seule capable de mettre en évidence les rapports des éléments nerveux qui les composent.

Cellules ganglionnaires. — Les cellules ganglionnaires de la rétine sont surtout abondantes au niveau de la macula, où elles forment plusieurs couches superposées; leur nombre va en diminuant au fur et à mesure qu'on se rapproche de l'ora serrata.

Bien que les cellules ganglionnaires soient visibles par la plupart des méthodes de coloration, on aura recours en général à la méthode de Nissl, qui met en évidence les corps chromatiques contenus dans le protoplasma.

Nous ne reviendrons pas sur une technique déjà indiquée ailleurs; nous rappellerons seulement que les conditions essentielles pour bien colorer les corps de Nissl sont : 1° de prendre des rétines absolument fraîches (ce qui en rend l'étude assez difficile chez l'homme); 2° de fixer au sublimé, si on laisse la rétine adhérente à la choroïde ; ou à l'alcool absolu dans le cas contraire.

Pour étudier les corps de Nissl, le choix de

l'animal n'est pas indifférent, car la grandeur des cellules ganglionnaires et l'abondance des corps de Nissl qu'elles contiennent varient beaucoup suivant l'espèce (Abelsdorff).

Les grandes cellules ganglionnaires de la rétine du chien présentent des corps de Nissl irrégulièrement polygonaux, de grande taille, mais laissant toujours autour du noyau une zone libre qui fait ressortir celui-ci encore plus nettement sur les coupes. Chez le lapin, les corps de Nissl sont encore très apparents.

Chez l'homme, au contraire, ils sont petits et tranchent beaucoup moins bien sur le reste de la cellule. Sur un œil énucléé à la suite d'une tumeur de l'orbite, nous avons pu cependant obtenir des préparations de corps de Nissl extrêmement nettes.

Fibres optiques. — Les fibres optiques à leur émergence de la papille se distribuent en éventail dans toutes les directions de l'œil; un certain nombre de faisceaux suivent un trajet direct presque rectiligne entre la papille et la macula, constituant le très important faisceau papillo-maculaire.

En 1875, Michel avait déjà mis en évidence le trajet des fibres optiques par la technique suivante :

Prendre un œil humain ayant séjourné quatre à six semaines dans le liquide de Müller et, par une section équatoriale, enlever le segment antérieur; faire tomber le corps vitré en agitant le bulbe. Mener aux ciseaux trois ou quatre incisions de 6 à 8 millimètres de long, partant de l'ora serrata et se rendant au nerf optique.

A l'aide de petites pinces, écarter successivement d'abord la sclérotique, ensuite la choroïde jusqu'au point d'entrée du nerf optique, et les couper circulairement en plaçant le globe sur un porte-objet, la rétine étant étendue sur sa face interne ; les restes de la choroïde et de la sclérotique sont enlevés du point d'entrée du nerf optique à coups de ciseaux ; on coupe le nerf optique dans la lame criblée. On complète l'étalement à plat en faisant couler un filet d'eau sur la préparation. Essuyer ensuite la préparation avec du papier filtre. Mettre ensuite sur la rétine quelques gouttes d'un mélange à parties égales de gomme arabique et de glycérine additionnée de 1 p. 100 d'acide carbolique. Lisser la rétine autant qu'il est nécessaire avec une large spatule sur le porte-objet et recouvrir la préparation d'une cloche.

Dans la plupart des cas, le desséchement survient au bout de vingt-quatre heures, la préparation est adhérente à la lame de verre. Alors, au moyen d'une aiguille lancéolaire, on isole de la couche des fibres nerveuses les couches de fibres qui lui sont superposées. Le tranchant de l'aiguille est dirigé des limites de la papille vers la périphérie. On voit qu'on est arrivé au niveau de la couche des fibres nerveuses à l'aspect homogène transparent que présente cette couche. On peut voir déjà le trajet des fibres à l'œil nu ; on y réussit beaucoup mieux avec la loupe. Pour ne pas déchirer la couche des fibres nerveuses, on doit s'attacher à bien suivre leur parcours. Lorsque la couche des fibres nerveuses a été isolée de cette manière, on nettoie la préparation en lavant avec la solution de gomme-glycérine les parties de tissus qui peuvent y être restées ; les faisceaux nerveux semblent colorés en jaune.

Ou bien, après avoir mis la préparation à laver avec un filet d'eau, on la laissera une demi-heure à trois quarts d'heure dans une coupelle d'eau distillée où la gomme arabique se dissout. On peut ensuite colorer la préparation (carmin ou hématoxyline. Déshydratation). On examine alors, la surface interne de la rétine étant tournée vers le haut.

La méthode d'Ehrlich, d'une application beaucoup plus facile, permet également de suivre le trajet des fibres nerveuses ; mais, de plus, elle permet d'étudier leurs plus fines particularités de structure.

En appliquant la technique que nous avons indiquée dans la deuxième partie, on colore les fibres nerveuses et les cellules ganglionnaires. Les faisceaux nerveux ainsi traités présentent des varicosités sur tout le long de leur trajet. Il est probable qu'il ne s'agit là que d'une action artificielle, car, lorsqu'on emploie des produits très frais, on trouve, au début de la coloration, les fibres nerveuses absolument lisses.

En outre, on observe aussi, après l'application du bleu de méthylène, des séparations des fibres nerveuses. On voit des faisceaux qui ne suivent pas le trajet des autres, mais les croisent à angle droit, courant parallèlement à l'équateur de l'œil.

Enfin, on peut aussi se rendre compte de la structure fine des faisceaux nerveux isolés. Dans chaque cylindraxe, on voit extérieurement de fines fibrilles et une substance interfibrillaire ; en effet, tandis que les fibrilles se colorent en bleu intense, la substance intermédiaire ne se colore qu'en bleu très pâle. Néanmoins, comme elle n'existe qu'en très petites quantités entre les fibrilles nerveuses isolées, tout le cylindraxe paraît coloré profondément en bleu. Chez certains animaux, au contraire (Sterlet), la substance interfibrillaire est beaucoup plus abondante et les fibrilles des cylindraxes isolés sont bien plus facilement reconnaissables.

Membrane limitante interne. — La limitante interne apparaît sur les coupes perpendiculaires à la surface de la rétine comme une ligne brillante séparant l'hyaloïde de la couche des fibres optiques.

Elle est formée par la réunion des pieds des fibres de Müller. Cette membrane ne doit pas être confondue avec l'hyaloïde, ainsi que l'ont montré les injections de Schwalbe. Dans la figure 5, qui représente une rétinite albuminurique, on voit en *li* la membrane limitante interne décollée par l'exsudat rétinien.

Si l'on traite des rétines fraîches séparées du corps vitré en arrosant leur surface interne avec une solution de nitrate d'argent à 0,5 p. 100, on obtient sur des préparations à plat un réseau de lignes brun sombre entourant des espaces clairs. Chez l'homme, ces espaces clairs sont allongés dans le sens antéro-postérieur; chez le pigeon, les mailles sont petites et très régulières (champs de Schelske).

Le dessin argenté n'est pas dû à l'existence d'une membrane endothéliale, mais à l'imprégnation de la substance cimentaire qui soude les uns aux autres les pieds des fibres de Müller.

Par macération de la rétine dans la glycérine, on peut isoler des fibres radiaires dont les pieds présentent des contours argentés, et, comme les fibres radiaires sont plus fortes à la périphérie qu'auprès de la papille, les champs centraux sont nécessairement plus petits

Névroglie. — Dans la rétine, on désigne surtout sous ce nom les fibres de Müller et le réseau qui en dépend ; ces éléments parcourent toute l'épaisseur de la rétine dans le sens radial, donnant naissance sur toute leur étendue à des fibrilles qui isolent les uns des autres les divers éléments cellulaires de la rétine. La disposition radiale des fibres de Müller est bien appréciable dans les cas d'œdème rétinien, où l'exsudat albumineux, limité par ces fibres, forme dans la rétine des lignes claires tranchant nettement sur tout le reste de la préparation (Voy. fig. 5, *cc*).

Indépendamment des fibres de Müller, il existe encore d'autres éléments névrogliques : ce sont des cellules araignées, siégeant dans la couche des fibres nerveuses et dans celle des cellules ganglionnaires, et dont Greeff a donné dans ces derniers temps de bonnes descriptions.

Deux méthodes permettent de mettre ces éléments en évidence : la méthode de Wolters et la méthode de Golgi. Nous en indiquerons la technique d'après Dogiel.

Méthode de Wolters :

Fixation de la rétine au Müller, lavage soigneux ; durcissement à l'alcool ; inclusion à la celloïdine.

Mettre les coupes vingt-quatre heures dans une solution à 8 p. 100 d'acétate d'alumine, ou dans un mélange de 2 parties de chlorure de vanadium à 10 p. 100 et 8 parties d'acétate d'alumine liquide à 8 p. 100.

Au bout de vingt-quatre heures, laver à l'eau, et mettre les coupes vingt-quatre heures dans une solution à 2 p. 100 d'hématoxyline de Kultschitzky à 38°.

> Hématoxyline dissoute dans l'alcool
> absolu.. 1 à 2
> Acide acétique à 2 p. 100.............. 100

Différencier les coupes dans la solution de Weigert :

> Borax... 2
> Ferrocyanure de potassium.............. 2,5
> Eau distillée................................. 100

Pendant la décoloration, examiner de temps à autre les coupes au microscope pour empêcher une action trop prolongée de la solution décolorante.

Lavage à l'eau. Alcool. Xylol. Baume.

Dans cette méthode, les noyaux de tous les éléments cellulaires de la rétine sont colorés en brun sombre ou en noir, tandis que les corps cellulaires et leurs prolongements prennent une coloration brun clair. Les segments externes des bâtonnets et des cônes, les ellipsoïdes des bâtonnets et des cônes se colorent, comme les noyaux, en brun sombre ou en noir (mais avec une nuance violette).

D'ailleurs, il est rare que sur une même préparation tous les noyaux soient colorés avec la même intensité ; la plupart du temps, alors que certains sont presque noirs, d'autres n'ont qu'une coloration brun clair.

Sur ces préparations, on peut suivre le trajet des fibres

de Müller depuis la limitante interne jusqu'au niveau de l'assise plexiforme externe.

En résumé, la méthode de Wolters ne peut servir que pour la démonstration des bâtonnets et des cônes, de la membrane limitante externe et d'une partie du trajet des fibres de Müller.

Méthode de Golgi. — Au contraire, en appliquant la méthode de Golgi on peut arriver à mettre en évidence, non seulement le trajet des fibres de Müller dans toute son étendue, mais encore leurs connexions avec les différentes couches de la rétine qu'elles traversent.

Couper de petits fragments de la rétine de 1 centimètre carré environ (avec la choroïde et la sclérotique). Les mettre trois à quatre jours dans le mélange d'acide osmique et de bichromate de potasse. Au second jour, on décolle avec précaution la sclérotique et la choroïde. Laver alors à la solution de nitrate d'argent à 0,25 p. 100 et placer ensuite les fragments de rétine dans la solution de nitrate d'argent à 0,75 p. 100 pendant deux à trois jours.

Au sortir de la solution, la rétine est déshydratée une demi-heure à une heure dans l'alcool absolu et incluse ensuite en celloïdine.

Quand la préparation est réussie, on peut colorer uniquement la névroglie, alors que les autres éléments restent incolores.

Macula. — On sait que la macula est une dépression située au pôle postérieur de l'œil, en dehors, par conséquent, de la papille. On ne la trouve que chez l'homme et certaines espèces de singes.

Au point de vue anatomique, elle est surtout caractérisée par une augmentation considérable dans le nombre et la longueur des cônes et par l'absence de bâtonnets. En outre, les cellules ganglionnaires qui, sur tout le reste de la rétine, ne sont disposées qu'en une seule rangée, forment au niveau de la macula cinq à six étages.

Il est extrêmement difficile d'obtenir de bonnes fixations de la macula.

Plus vite encore que toutes les autres régions de la rétine, elle subit les altérations cadavériques; il se forme notamment un pli qui réunit la papille et la macula. Mais, en outre, sa forme est très vite altérée sous l'influence des réactifs; la liqueur de Müller, en particulier, est pour elle un fixateur des plus mauvais, et il est à remarquer que, au fur et à mesure que les techniques de fixation se sont perfectionnées, la macula, qu'on représentait autrefois comme une fossette profonde, à rebords abrupts, n'a plus été décrite que comme une dépression dont les bords sont en pente douce.

La rétine sera fixée de préférence au formol, si l'on veut surtout étudier la configuration de la macula.

La difficulté sera d'orienter les coupes bien horizontalement, de manière qu'elles passent à la fois par la papille et par la macula.

13.

Pour ce faire, le segment postérieur de l'œil ayant été durci au formol, on reconnaîtra la papille et la macula ; suivant le procédé déjà indiqué (p. 104), on détachera deux larges calottes sphériques, l'une supérieure, l'autre inférieure, en orientant les surfaces de section *bien horizontalement*.

On fera l'inclusion, et le segment postérieur une fois inclus, sera collé soigneusement sur le bloc de bois par sa surface de section inférieure. Il ne restera plus alors qu'à diriger le rasoir parallèlement à la surface de section supérieure, pour être bien assuré qu'à un moment donné on obtiendra une série de coupes passant à la fois par la papille et par la macula.

CHAPITRE XIV

NERF OPTIQUE

Au point de vue histologique, le nerf optique est composé de fibres nerveuses myéliniques, dépourvues de gaine de Schwann, ayant un calibre très variable. Ces fibres nerveuses sont réparties en faisceaux primitifs (Voy. fig. 11, *f*) séparés les uns des autres par des cloisons de tissu conjonctif ou *septa* (fig. 11, *t*). Mais, en outre, il existe dans toute l'étendue du nerf une gangue formée de fibrilles extrêmement fines et de petites cellules ; cette gangue, dont le but est d'isoler les unes des autres les fibres nerveuses, n'est que la continuation dans le nerf optique de la névroglie cérébrale.

Le nerf est en outre entouré de trois gaines :

une gaine interne, riche en vaisseaux, la gaine piale ; une gaine externe très résistante formée de fibrilles conjonctives très denses et correspondant à la dure-mère, c'est la gaine durale ; enfin, entre ces deux gaines interne et externe existe un lacis de fibrilles conjonctives recouvertes d'endothélium (fig. 11, *gd*, *ga*, *gp*), c'est la gaine arachnoïdale.

Fixation. — On aura de préférence recours pour la fixation au liquide de Müller, qui permet l'application de différentes méthodes de coloration, et en particulier du Weigert.

Pour obtenir un durcissement uniforme, on coupera le nerf en trois morceaux et, pour ne pas être exposé à les intervertir si l'on veut faire des coupes en série, on aura soin de sectionner le nerf de dehors en dedans, en laissant à sa partie interne un petit pont de dure-mère qui maintient les fragments bout à bout.

Dans le cas où il existe une hydropisie des gaines et qu'on veut examiner le liquide épanché, on devra faire une ligature circulaire du nerf à chacune de ses extrémités, et le plonger en entier dans le fixateur.

Inclusion. — Sectionner le pont de dure-mère qui maintient chacun des fragments ; inclure le fragment en dirigeant sa partie antérieure vers le haut du bloc de celloïdine. Numéroter chacun des blocs de façon qu'il n'y ait aucune erreur possible dans la succession des coupes sériées.

Coupes. — La direction des coupes variera suivant la région du nerf considérée.

On distingue généralement dans le nerf optique :

Une portion intracranienne : bandelettes optiques, chiasma, portion intracranienne proprement dite ;

Une portion intracanaliculaire ;

Une portion orbitaire : avant l'entrée des vaisseaux centraux, après l'entrée des vaisseaux ;

Une portion intrabulbaire.

Dans la portion intrabulbaire du nerf, nous aurons à mettre en lumière les éléments histologiques les plus différents.

En effet, les fibres du nerf sont revêtues d'une gaine myélinique dont elles se dépouillent au niveau de la lame criblée pour pénétrer dans la papille. Les coupes seront orientées suivant l'axe du nerf optique. La coloration au Van Gieson donnera de très bonnes préparations, faisant bien ressortir ces différents tissus.

Dans la portion intra-orbitaire, nous avons distingué la partie du nerf située en avant des vaisseaux de celle qui est en arrière ; au centre de la première portion, on trouve en effet la veine et l'artère centrales de la rétine entourées d'une gaine connective qui s'unit par des prolongements aux septa dont nous avons déjà parlé. C'est à la périphérie de cette portion que l'on trouve à son maximum d'épaisseur le manteau névroglique désigné sous le nom d'atrophie périphérique de

Fuchs et qui ne correspond d'ailleurs pas, comme on l'avait cru, à un processus pathologique.

Au contraire, avant l'entrée des vaisseaux centraux, le réseau conjonctif est un peu moins développé.

Toute cette portion intra-orbitaire sera étudiée sur des coupes perpendiculaires à la direction du nerf. — Coloration au Van Gieson.

La portion intracanaliculaire du nerf devra être examinée tant au point de vue de l'intégrité des faisceaux qui la traversent (d'après la théorie de Samelsohn, c'est à ce niveau que commence l'atrophie du faisceau maculaire dans les névrites toxiques) qu'au point de vue de l'état d'intégrité des vaisseaux qui la traversent (théorie de Sourdille sur la pathogénie des névrites toxiques). On se souviendra que le nerf est adhérent en sa partie supérieure au canal optique.

Coupes perpendiculaires. — Coloration au Van Gieson.

Au niveau du chiasma, on ne retrouve plus de cloisons conjonctives bien nettes ; de la gaine piemérienne partent seulement quelques travées irrégulières ; mais, en outre, des rangées de cellules névrogliques, séparant les différents faisceaux de fibres nerveuses, rappellent encore l'existence d'un cloisonnement.

Les coupes seront orientées dans le sens horizontal. Si l'on veut se rendre compte de l'entrecroisement que subissent les fibres nerveuses au niveau du chiasma, on emploiera la méthode de Weigert-Pal. Chez l'homme, l'entre-croisement des faisceaux nerveux n'est que partiel ; on prendra donc de préférence des chiasmas de poissons ou d'oiseaux, chez lesquels la décussation est totale et s'accomplit par paquets de gros faisceaux.

Cellules névrogliques. — Nous avons vu qu'il existe dans tout le nerf optique, indépendamment du système de soutènement conjonctif, un système d'isolement, la névroglie, prolongement direct de la névroglie cérébrale.

La névroglie est formée de cellules qui comprennent un corps cellulaire et des prolongements.

Les cellules névrogliques sont assez faciles à distinguer des cellules conjonctives sur les coupes colorées à l'hématoxyline. Les noyaux conjonctifs sont allongés, minces, fusiformes et sont compris dans l'épaisseur des lames conjonctives. Au contraire, les noyaux névrogliques sont plus épais, plus grands, de forme ovale, si bien que leur diamètre longitudinal ne dépasse guère leur diamètre transversal. Ils sont surtout abondants à la surface des faisceaux nerveux, beaucoup moins dans leur profondeur. Sur les coupes longitudinales, ils sont situés le long des colonnes conjonctives à la surface des faisceaux. Les prolongements et le corps des cellules névrogliques sont, en général, orientés suivant la direction axiale au nerf optique.

L'application de la méthode de Golgi met surtout bien en évidence les cellules névrogliques. Il suffira de faire passer les pièces provenant d'un animal récemment tué, d'abord douze à vingt-quatre heures dans le mélange chromo-osmique, ensuite douze à vingt-quatre heures dans la solution d'argent. Mais on ne colore ainsi que des points très limités.

Si l'on veut prendre une idée plus générale de la répartition de la névroglie, on aura recours à la méthode de Weigert. Par cette méthode, *sont seuls colorés en bleu les noyaux des cellules névrogliques et les fibres. Le corps cellulaire ne prend pas le colorant.* On peut ainsi, sur les préparations bien réussies, voir les fibres névrogliques passer tout près du noyau, séparées de lui par un petit espace que l'on doit se représenter comme rempli d'un protoplasma incolore.

Si nous avons cru devoir insister un peu longuement sur l'histologie de la névroglie, c'est que cette étude, absolument négligée par les anciens auteurs, tend à prendre une grande importance en anatomie pathologique.

Nuel a montré en effet (13e Congrès d'ophtalmologie) que beaucoup de processus rapportés vaguement à la névrite interstitielle (par exemple l'atrophie tabétique) n'étaient en réalité que des hypertrophies névrogliques.

CHAPITRE XV

CORPS VITRÉ

SOMMAIRE

Constitution histologique. — Recherches de Straub et de Retzius.
— Fixation. — Coloration.

Malgré les travaux de Virchow et de Retzius, la constitution histologique du corps vitré présente encore bien des points obscurs.

Sa constitution varie en effet avec l'âge ; au stade fœtal et chez le nouveau-né, le corps vitré est formé de fibrilles très fines et très serrées, ne paraissant pas s'anastomoser ; il contient d'assez nombreuses cellules étoilées, à longs prolongements protoplasmiques. Avec l'âge, les fibrilles deviennent de moins en moins nombreuses, de moins en moins colorables ; quant aux éléments cellulaires, ils disparaissent complètement.

Depuis Hannover, les anciens auteurs admettaient l'existence dans le corps vitré de cloisons surtout nombreuses à la périphérie. Les recherches de Straub et de Retzius ont montré qu'il s'agissait là de faits mal interprétés.

En effet, les fibrilles qui traversent le corps vitré se condensent en sa partie antérieure, où elles forment une véritable membrane limitante; de cette membrane se détachent, un peu en avant de l'ora serrata, des faisceaux fibrillaires qui, cheminant dans les couches externes du corps vitré, vont se perdre peu à peu dans sa partie postérieure.

Ce sont ces tractus que les anciens auteurs avaient considérés à tort comme représentant de véritables cloisons.

Fixation. — Les meilleurs fixateurs du corps vitré sont la solution de bichromate de potasse à 3 p. 100 et le liquide de Flemming.

Dans ses recherches sur les membranes du corps vitré, Straub a employé un fixateur déjà utilisé par Spronk pour l'étude du cartilage hyalin :

        Acide chromique........................   0,5
        Glycérine...............................   25
        Alcool à 60 p. 100......................   150

Cette solution présente l'avantage de produire beaucoup moins que tous les autres fixateurs de rétraction artificielle du corps vitré.

Passage aux alcools progressivement croissants.

Ouvrir la sclérotique sur un des côtés de l'œil.

Inclusion en celloïdine. Elle doit être lente, progressive. On ne commencera qu'avec des celloïdines très peu concentrées. En effet, si l'on procède d'emblée avec de la celloïdine trop forte, il peut arriver que le corps vitré s'affaisse complètement et que la pièce soit perdue.

Coloration. — On pourrait employer toutes les colorations d'aniline (violet de gentiane, fuchsine acide, rosaniline). L'inconvénient commun à tous ces procédés est que, la celloïdine étant colorée en même temps que le tissu propre du vitré, on doit au préalable enlever celle-ci sur la pièce en la dissolvant à l'alcool-éther.

Aussi, emploiera-t-on de préférence la rubine de Grübler, qui permet, d'après Retzius, d'éviter cette dernière manœuvre. Elle ne colore pas, en effet, la celloïdine.

Dans des recherches récentes sur l'histogenèse du corps vitré, Addario a employé avec de très beaux résultats une double coloration par l'hématoxyline d'Ehrlich et la rubine acide :

Fixation au sublimé. — Inclusion en celloïdine. — Coupes.

Coloration des coupes pendant vingt-quatre heures dans une solution aqueuse d'hématoxyline d'Ehrlich (une goutte pour un petit cristallisoir d'eau distillée).

Alcools à 90 et à 95.

Colorer un quart d'heure dans un godet d'alcool à 95, contenant une goutte de solution aqueuse saturée de rubine.

Alcool à 96. — Xylol. — Baume. — Lorsque la coloration est réussie, le vitré coloré en rouge ressort nettement sur la celloïdine incolore.

QUATRIÈME PARTIE
TECHNIQUE APPLIQUÉE

OEil atrophique.

La pièce ci-jointe, due à l'obligeance de
M. Druault, nous présente l'ensemble des altérations que l'on trouve ordinairement dans les yeux
atteints d'irido-cyclite ancienne.

Il s'agit d'un œil opéré antérieurement de la
cataracte et qui fut énucléé plus tard pour accidents
irido-cyclitiques. Si nous examinons tout d'abord
le segment antérieur, nous trouvons la cornée
épaissie et présentant en c la cicatrice d'une incision.

La chambre antérieure n'existe plus et est com-
blée par un tissu conjonctif, par des couennes
cyclitiques $c.c.$, au centre desquelles on distingue
une ligne sinueuse et brillante qui nous représente
les spirales de la capsule cristallinienne (dc) vidée
de son contenu. L'iris n'est plus reconnaissable à
ce faible grossissement. Les procès ciliaires,

tiraillés par le tissu conjonctif néoformé qui engaine la capsule, sont détachés de leur insertion scléroticale, à laquelle ils ne sont plus unis que

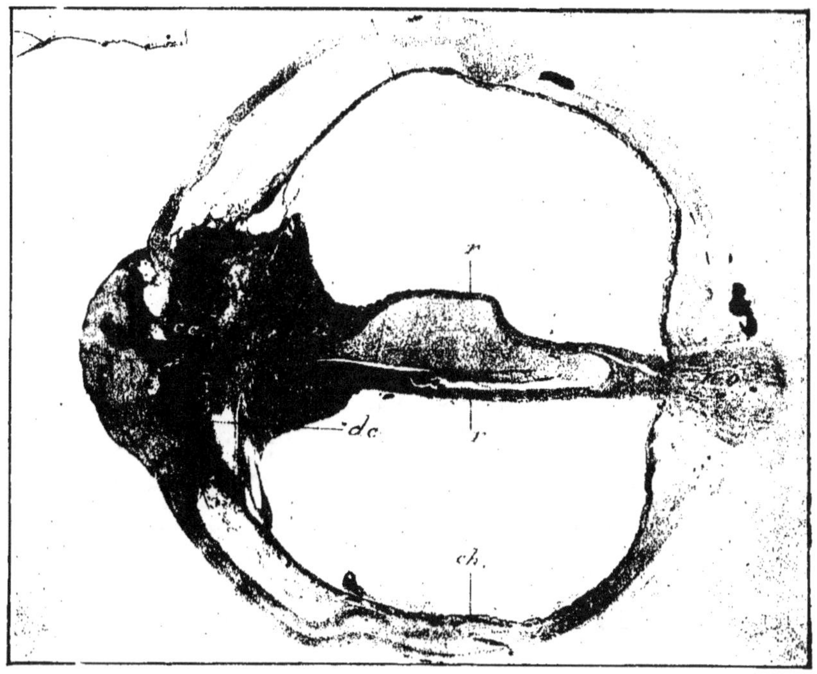

Fig. 2. — Grossissement : 4 diam. 1/2.

c, cicatrice cornéenne. — *c.c.*, couennes cyclitiques. — *dc*, débris du cristallin. — *sc*, sclérotique. — *ch*, choroïde. — *r*, rétine. — *n.o*, nerf optique.

par quelques tractus. Ce détachement des procès ciliaires est une des lésions les plus communément rencontrées dans les vieilles irido-cyclites.

La sclérotique (*sc*) est plissée sur toute son

étendue; ses fibres sont devenues ondulées, ce qui
s'explique puisque la pression intra-oculaire n'est
plus là pour maintenir cette membrane en état de
tension.

La choroïde (*ch*) est épaissie et infiltrée; la lame
vitrée interne doublée de l'épithélium pigmentaire présente une série de plis s'expliquant de la
même manière que ceux que l'on trouve sur la
sclérotique. La rétine (*r*), complètement décollée,
n'adhère plus à la choroïde qu'au pourtour de la
papille et au niveau de l'ora serrata, où elle est
engainée dans les couennes cyclitiques. C'est là la
forme classique du décollement rétinien (décollement en parapluie, en convolvulus).

Entre les deux feuillets de la rétine se trouve le
corps vitré, qui n'est plus représenté que par des
tractus organisés et par un exsudat amorphe coagulé par les réactifs.

Capsule de cataracte secondaire.

Lorsque, après extraction du cristallin, le sac
capsulaire n'a pu être nettoyé des masses cristalliniennes qui lui sont restées adhérentes, il se
forme une cataracte secondaire. Ces masses cristalliniennes vont s'accumuler à la partie inférieure
de la capsule, formant un épaississement désigné
sous le nom de bourrelet de Sœmmering.

Nous représentons ici (fig. 3, B) la coupe
d'un sac capsulaire enlevé en totalité par

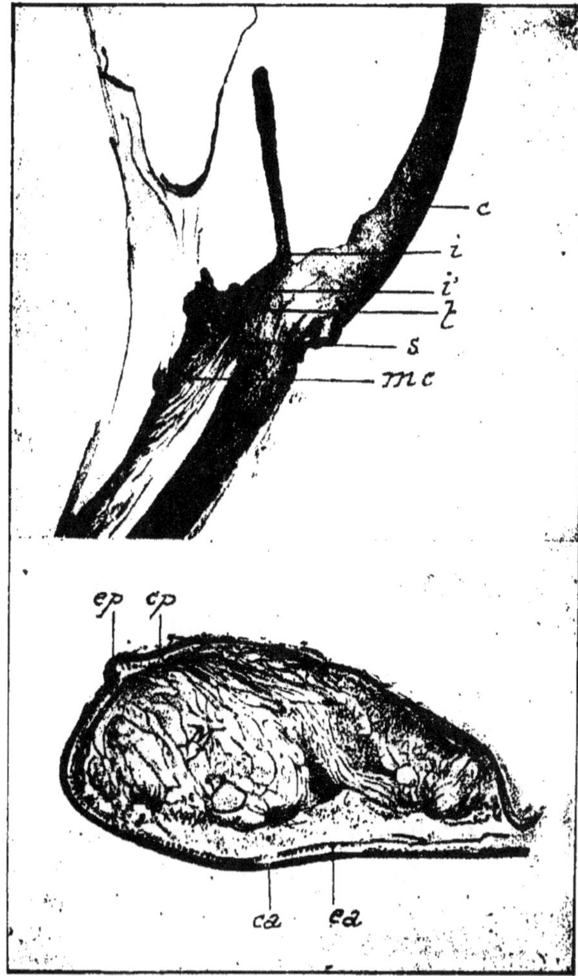

Fig. 3. — Stiassnie : objectif 2; oculaire 3.

A. — *c*, cornée. — *i,i'*, iris soudé à la cornée. — *t*, tissu trabéculaire. — *s*, canal de Schlemm. — *mc*, muscle ciliaire.

B. — *ca*, partie antérieure de la capsule cristallinienne. — *cp*, partie postérieure. — *ea*, épithélium antérieur. — *ep*, cellules épithéliales postérieures proliférées. — *M*, débris cristalliniens.

M. le professeur de Lapersonne. La préparation
a été colorée à l'hématoxyline et au carmin.

On distingue très nettement la capsule antérieure (*ca*) doublée de la rangée très régulière
des noyaux de l'épithélium antérieur (*ca*).

Au lieu de cesser, comme à l'état normal, au
niveau de l'équateur, cet épithélium, proliférant
irrégulièrement, va doubler le feuillet postérieur
de la capsule (*cp*) sur une grande étendue.

Mais si l'on examine ces cellules néoformées (*ep*)
à un fort grossissement, on constate qu'elles ne
sont plus régulières comme celles de la face
antérieure, mais, au contraire, gonflées et vési-
culeuses.

Cette prolifération irrégulière des cellules épithéliales du cristallin est l'altération la plus constante dans les cataractes secondaires. L'intérieur
du sac capsulaire est rempli de fibrilles cristalliniennes dégénérées et de détritus granulo-graisseux (M). On admet que les cellules épithéliales
néoformées peuvent donner naissance à des éléments fibroplastiques qui prolifèrent dans l'intérieur du sac capsulaire. Sur notre préparation, il
n'est pas possible de constater de connexion entre
les fibrilles contenues dans le sac et les cellules
néoformées.

Soudure de Knies.

Sous le nom de soudure de Knies, on désigne
l'accolement qui se produit dans les yeux glauco-

mateux entre la racine de l'iris et la face postérieure de la cornée.

La soudure de Knies est une des lésions les plus constantes du glaucome, mais elle n'en est nullement la condition ; on a pratiqué des examens anatomo-pathologiques d'yeux glaucomateux où l'on ne rencontrait pas trace de soudure de Knies. Ce qui est vrai, c'est que la soudure de Knies, empêchant définitivement la filtration au niveau de l'angle irido-cornéen, aggrave et rend définitif un état glaucomateux antérieur.

Sur la préparation que nous donnons ici (fig. 3, A), cette lésion est extrêmement nette. La partie périphérique de l'iris est accolée à la cornée sur une assez large étendue (i,i'). Le canal de Schlemm (s) est encore visible, mais sa lumière n'est plus réduite qu'à une fente contenant quelques globules sanguins. Le tissu trabéculaire (t) est tassé et aplati; on ne distingue plus ses mailles. Le muscle ciliaire est normal (mc).

L'iris est légèrement atrophié, mais il n'existe pas d'ectropion du pigment uvéal, ainsi qu'on le rencontre fréquemment dans ce cas.

L'accolement du tissu rétinien au tissu cornéen est assez complet pour que l'on ne distingue pas entre eux à ce faible grossissement de démarcation bien nette.

On admet, sans être absolument fixé sur son mode de production, que la cause du processus qui soude la racine de l'iris à la cornée est d'ordre

mécanique. Et de fait, à un très fort grossissement, on ne trouve dans notre préparation aucune
trace d'inflammation au niveau de l'angle irido-
cornéen ou dans le tissu de l'iris.

Excavation glaucomateuse.

De toutes les altérations glaucomateuses du
segment postérieur de l'œil, l'excavation papillaire
est la plus caractéristique.

La préparation que nous donnons ici (fig. 4)
est particulièrement typique. La comparaison ave
la coupe d'une région papillaire normale, que
nous représentons en même temps, permettra
d'apprécier toute l'étendue des lésions.

On remarquera tout d'abord la dépression de
la papille *en chaudron*. Cette disposition, bien
différente de celle que l'on observe dans les atro-
phies optiques ordinaires, est due à ce que l'anneau scléral qui forme la partie supérieure de
l'excavation est absolument inextensible ; au contraire, la portion du nerf optique située en arrière
de lui se laisse refouler et élargir sous l'influence
de l'augmentation de tension.

L'anneau scléral forme deux saillies (*s*) qui
surplombent le fond de l'excavation. Ceci s'explique
par l'atrophie complète qu'ont subi à son niveau
les fibres nerveuses qui, à l'état normal, le recou-
vrent d'une couche très épaisse.

La lame criblée (*lc*) est refoulée en arrière ;

mais on remarquera qu'elle ne constitue pas le

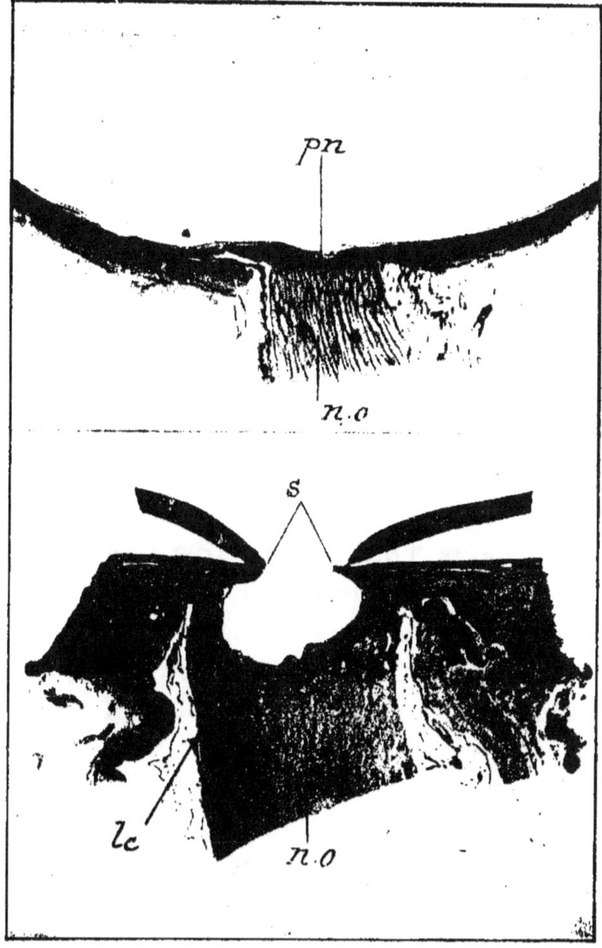

Fig. 4. — Grossissement : 20 diamètres.

pn, papille normale. — *s*, anneau scléral surplombant l'excavation glaucomateuse. — *lc*, lame criblée refoulée.

fond de l'excavation ; elle est recouverte, en effet,

par une mince couche névroglique. Cette proliféra-
ration névroglique peut, ainsi que l'a montré
Rochon-Duvigneaud, combler presque entièrement l'excavation, et c'est elle qui donne aux exca-
vations glaucomateuses l'aspect irrégulier, guillo-
ché qu'elles présentent quand on les examine à
l'image droite.

Rétinite albuminurique.

Les altérations rétiniennes que l'on observe
au cours de l'albuminurie sont caractérisées à
l'ophtalmoscope par deux sortes de lésions : des
hémorragies et des taches exsudatives ; les hémorragies sont une conséquence de l'artériosclérose
généralisée que l'on observe très fréquemment
dans ces cas ; les taches exsudatives sont fonction
d'altérations toxiques survenues dans la compo-
sition du sang et sont rapportées par la plupart
des auteurs à l'œdème qui se produit dans la
couche des fibres nerveuses.

La préparation que nous donnons ici (fig. 5, A)
est remarquable par le développement qu'ont
prises les altérations œdémateuses et exsudatives.

La rétine est épaissie par un œdème qui est
surtout manifeste dans ses couches les plus
internes ; les fibres de Müller distendues laissent
entre elles des espaces clairs allongés verticalement (*ec*). Tout à fait à la partie interne, on
trouve un volumineux exsudat coloré en rose

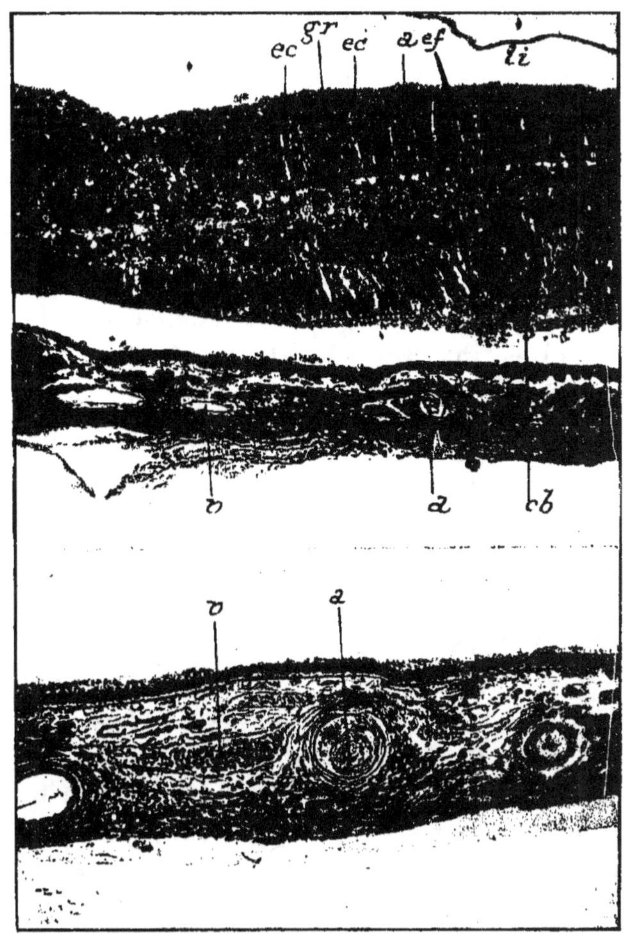

Fig. 5. — Grossissement : 20 diamètres.

A. — *ec*, espaces clairs entre les fibres de Müller, dus à la distension œdémateuse. — *gr*, granulations graisseuses entre les fibres de Müller. — *ef*, exsudat fibrineux entre les couches de grains. — *li*, limitante interne décollée. — *cb*, cônes et bâtonnets dégénérés. — *v*, veines. — *a*, artères.

B. — *v*, veines. — *a*, artères.

clair et présentant un aspect fibrillaire à un
fort grossissement. La limitante interne (*li*) est
par endroits décollée par un exsudat granuleux ;
dans le pied des fibres de Müller, il existe de nombreuses granulations (*gr*) qui paraissent loca-
lisées en ce point.

Les artères (*aa*) présentent des lésions d'arté-
rite proliférante, mais ne sont pas oblitérées ; les
veines ont en partie conservé leur calibre, mais
leur paroi est infiltrée de petites cellules.

Dans les couches de grains, plus ou moins mar-
quées suivant les endroits, on note l'existence de
loges vacuolaires remplies d'un exsudat fibrineux (*ef*) qu'on ne peut confondre ni par leur
situation, ni par leur constitution, avec les plexus
nerveux fibrillaires de la rétine. Dans les préparations de cette rétine, la couche des cônes et des
bâtonnets (*cb*) est très altérée et ces éléments sont
ou disparus ou présentant les aspects de déforma-
tion en massue ou en boule ; peut-être y a-t-il lieu
d'incriminer une altération d'ordre cadavérique.

La choroïde est épaissie, ses veines (*vc*) sont
gorgées de sang, mais leurs parois ne présentent
pas d'altérations notables. Au contraire, la grande
majorité des artères (*a*) présentent des degrés
divers de dégénérescence. Les unes sont plus ou
moins oblitérées par la prolifération de l'endothélium ; beaucoup d'autres ne sont plus constituées que par un cordon hyalin ne présentant plus
trace de lumière.

Altérations vasculaires choroïdiennes dans la rétinite brightique.

La pièce que nous présentons ici (fig. 5, B) montre que dans certaines rétinites brightiques la choroïde peut être altérée au même titre que la rétine; nous voulons parler des rétinites albuminuriques relevant de l'artériosclérose généralisée. Depuis longtemps déjà, les recherches du duc Charles-Théodore ont montré qu'il existe dans ces cas des altérations hyalines siégeant dans tous les vaisseaux de la choroïde.

On constate à première vue, dans notre préparation, un épaississement considérable des tuniques vasculaires; — au niveau des vaisseaux sclérosés et épaissis, la lame vitrée de la choroïde passe en décrivant des ondulations.

Au centre de la préparation, on voit une grosse veine choroïdienne (*v*) coupée obliquement et gorgée de sang. A droite de cette veine se trouve une artère (*a*). On constate très nettement que l'endothélium de cette artère, gonflé et proliféré, est détaché de la tunique moyenne et est tombé à l'intérieur de l'artère. Entre cet endothélium et la tunique moyenne se trouvent des détritus granulo-graisseux.

Aux deux extrémités de la préparation, on constate la présence d'artères complètement oblitérées.

Sarcome de la choroïde.

Les sarcomes de la choroïde doivent être divisés en sarcomes blancs ou leucosarcomes, et sarcomes pigmentés ou mélaniques. La seconde variété est de beaucoup la plus commune. C'est à elle qu'appartient la tumeur que nous représentons ici et dont l'examen nous avait été confié par M. le professeur Montprofit (fig. 6).

Cette tumeur s'est développée au pourtour de la papille ; elle offre tous les caractères classiques des sarcomes de la choroïde ; elle est saillante, arrondie, unique, présentant de nombreux vaisseaux ; elle est constituée par des éléments fusocellulaires, parmi lesquels on trouve des amas irréguliers de pigment. Ainsi qu'il est de règle pour ces tumeurs, elle a entraîné un décollement de la rétine, mais on ne peut le voir dans les limites de la préparation, la rétine ayant été propulsée en avant, derrière le cristallin, par l'épanchement sous-rétinien.

Or, nous avons retrouvé avec la plus grande netteté dans cette tumeur une disposition histologique bien mise en lumière par Rochon-Duvigneaud dans son ouvrage sur les néoplasmes intra-oculaires. Au niveau du point photographié, la tumeur est divisée en deux lobes, séparés par une ligne brillante (*lvc*) tout le long de laquelle sont disposées des cellules pigmentées. Le lobe inférieur (Tp) est le plus volumineux ; appliqué

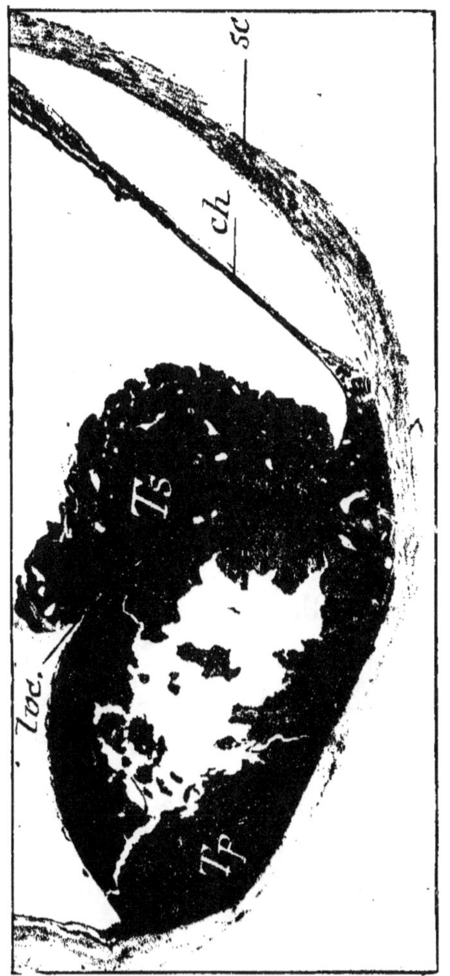

Fig. 6. — Grossissement : 4 diam. 1/2.

Tp, portion principale de la tumeur. — *Ts*, portion ayant fait hernie à travers la lame vitrée. — *lvc*, lame vitrée de la choroïde. — *ch*, choroïde. — *sc*, sclérotique.

contre la sclérotique, il représente la portion initiale de la tumeur, celle qui s'est développée dans la choroïde. Cette portion s'est d'abord accrue sans obstacle, mais, à un moment donné, elle a été bridée en avant par la lame vitrée de la choroïde, qui ne se laisse pas facilement entamer par les éléments néoplasiques.

Il arrive pourtant un moment où elle cède; la tumeur, ne rencontrant plus aucun obstacle, fait hernie par l'orifice de la perforation et s'étale sur la lame vitrée, qu'elle recouvre comme un champignon (*Ts*). Comme notre coupe passe au-dessus du point où s'est faite la perforation, la lame vitrée apparaît comme une membrane ininterrompue (*lvc*) tout le long de laquelle sont disposées des traînées d'épithélium pigmentaire de la rétine.

Cette disposition bilobée est très fréquente sur tous les sarcomes développés ordinairement dans la région juxta-papillaire.

Sarcome mélanique de la choroïde ayant défoncé la coque scléroticale.

Dans l'évolution des sarcomes de la choroïde, on doit distinguer deux grands stades.

Dans le premier, le sarcome reste dans l'intérieur de la coque oculaire.

Dans le deuxième stade, il triomphe de la résistance que lui oppose la sclérotique et fait irruption au dehors sous forme de nodules épiscléraux. Or, cette sortie du sarcome se fait au niveau des points de moindre résistance, là où la sclérotique est traversée par des vaisseaux (artères ciliaires antérieures en avant, vasa vorticosa à l'équateur, artères ciliaires postérieures au niveau de la papille).

C'est cette sortie de néoplasme en dehors de l'œil que nous représentons ici.

Le sarcome dont il s'agit est globo-cellulaire, à grosses cellules et très pigmenté. La tumeur qui s'était développée dans le segment antérieur de l'œil, en sa partie inféro-externe, avait envahi la chambre antérieure, refoulant derrière elle le cristallin cataracté. Puis, elle avait perforé la sclérotique au niveau du limbe en sa partie inféro-externe.

La coupe passe un peu au-dessous du limbe scléro-cornéal, ce qui explique qu'on ne trouve pas trace du cristallin et du tissu cornéen.

On voit très nettement la tumeur intra-oculaire perforer la sclérotique sous forme de deux traînées néoplasiques noires séparées l'une de l'autre par un pont de sclérotique.

Ces deux traînées, s'épanouissant au dehors, forment un énorme champignon arrondi.

Ce champignon a d'abord été sous-conjonctival, puis il a effondré mécaniquement la conjonctive, mais on retrouve des traces de l'épithélium conjonctival en *cc*. Il est intéressant de constater que, un peu au-dessous de la perforation, on voit des vaisseaux (*v*) qui traversent la sclérotique ;

tout le pourtour de ces vaisseaux présente une
infiltration de cellules néoplasiques qui leur

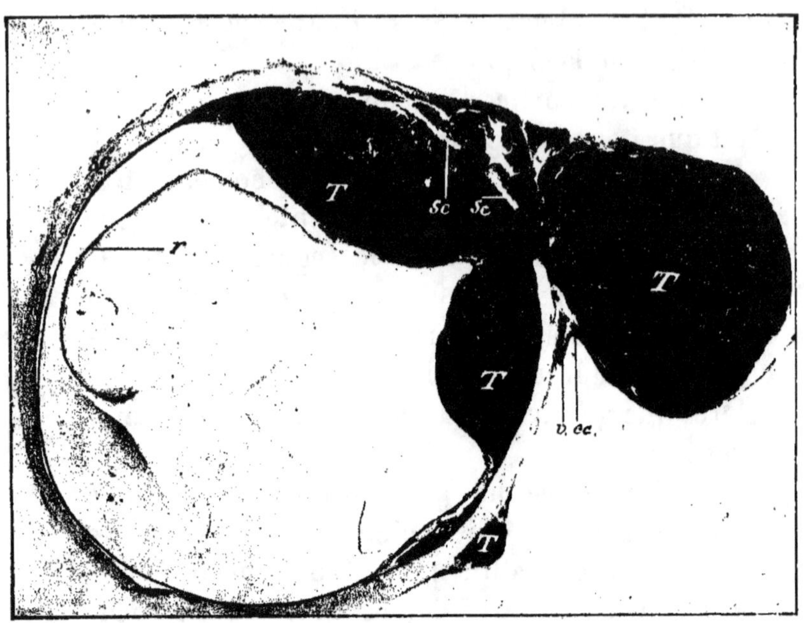

Fig. 7. — Grossissement : 4 diam. 1/2.

T, T, T, tumeur. — sc, sclérotique perforée en deux endroits. —
ec, épithélium conjonctival. — r, vaisseaux traversant la sclérotique et engainés dans les cellules néoplasiques. — r, rétine
décollée.

forment de véritables petits manchons périvasculaires.

On trouve d'ailleurs, tout le long de la sclérotique, des traînées néoplasiques.

Les gaines périvasculaires sont donc bien la

voie suivie par la tumeur pour faire issue au dehors de l'œil.

Leucosarcome du corps ciliaire.

Préparation mise à notre disposition par M. Rochon-Duvigneaud.

La tumeur dont il s'agit faisait saillie dans la chambre antérieure, en arrière de l'iris, sous forme d'un gros bourgeon rosé.

Sur la préparation, on constate que la portion principale de la tumeur (T) a une forme arrondie et présente à sa partie antérieure un prolongement qui file dans la chambre antérieure en forme de coin, décollant la racine de l'iris de son insertion scléroticale.

La tumeur a aplati les procès ciliaires (pc), mais ne les a nullement infiltrés. Le muscle ciliaire, au contraire, est presque complètement détruit; la tumeur s'est donc développée primitivement aux dépens des parties externes de la choroïde et du muscle ciliaire, refoulant et aplatissant les parties internes de la choroïde et les procès ciliaires. L'iris, décollé de son insertion, a été refoulé en bas; le cristallin n'a subi aucun déplacement.

Au point de vue histologique, il s'agit d'un sarcome fuso-cellulaire; les cellules sont irrégulièrement groupées; au centre de la tumeur, elles forment des tourbillons.

Il n'existait nulle part la moindre trace de pig-

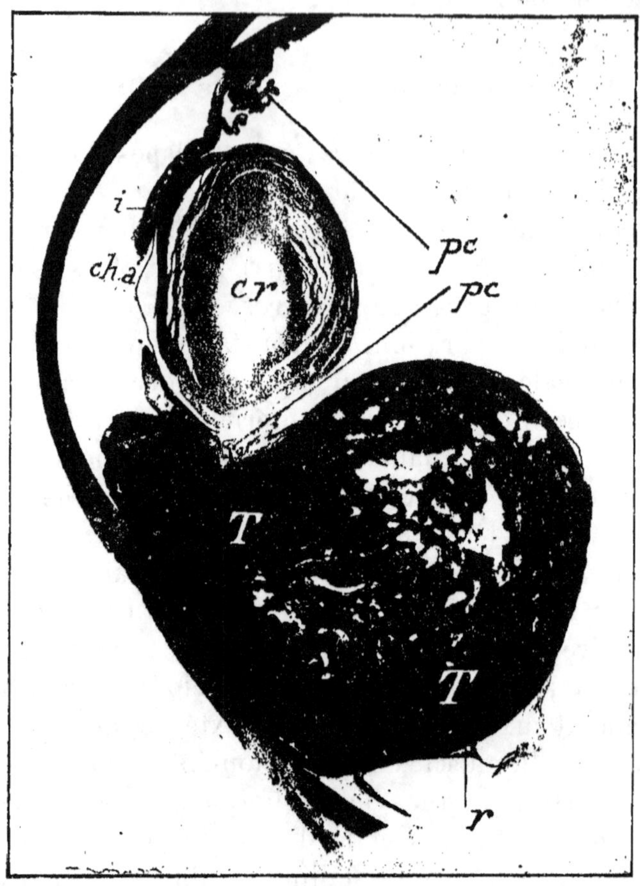

Fig. 8. — Grossissement : 4 diam. 1/2.

T, tumeur. — *r*, rétine. — *cr*, cristallin. — *pc*, procès ciliaires aplatis et désinsérés. — *i*, iris désinséré. — *c*, cornée.— *ch.a*, chambre antérieure.

ment; la tumeur est donc bien un sarcome blanc

Or, comme l'a fait remarquer Rochon-Duvigneaud, ce qui en fait le grand intérêt, c'est qu'elle démontre bien qu'une volumineuse tumeur peut envahir l'œil sans provoquer la moindre réaction de voisinage. L'iris ne présente aucune trace d'inflammation, il n'existe aucun dépôt cellulaire dans la chambre antérieure. Le canal de Schlemm et l'angle irido-cornéen du côté opposé sont absolument libres.

On est donc autorisé à conclure que les tumeurs intra-oculaires, même lorsqu'elles ont atteint un grand développement, n'amènent que peu ou pas de réaction inflammatoire de voisinage; et il y a là un élément de diagnostic précieux avec les pseudo-tumeurs tuberculeuses, qui ne vont jamais sans provoquer une irido-cyclite des plus intenses.

Gliome de la rétine.

On désigne cliniquement sous le terme de gliome de la rétine des tumeurs malignes, extrêmement vasculaires, se développant chez de jeunes enfants, évoluant avec une rapidité extrême et récidivant sur place avec la plus grande facilité.

La pièce dont nous donnons la photographie a été mise à notre disposition par M. Druault, et nous présente le type le plus net de ce que les histologistes désignent sous le nom d'*angio-gliosarcome*.

Examinée au faible grossissement, après colo-

ration par l'hématoxyline-éosine, on constate que
la rétine, décollée de la choroïde, sauf au niveau
de la région papillaire, est entièrement dégénérée

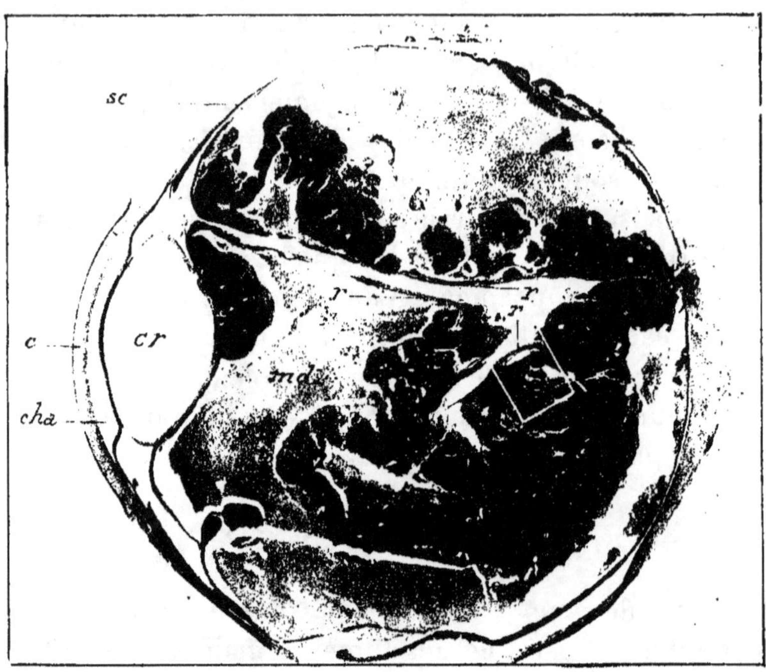

Fig. 9. — Grossissement : 4 diam. 1 2.

r, r, r, rétine décollée et dégénérée. — c, cornée. — cha, chambre
antérieure très réduite. — cr, cristallin. — sc, sclérotique.

et forme des masses néoplasiques qui ont envahi
tout le globe oculaire, refoulant en avant le cristallin ; la face antérieure du cristallin vient s'ac-
coler à la face postérieure de l'iris, diminuant

ainsi beaucoup la profondeur de la chambre antérieure.

Même au faible grossissement utilisé, on distingue les portions néoplasiques foncées tranchant
sur un fond coloré en rose par l'éosine; celui-ci
est constitué en partie par des masses néoplasiques dégénérées, en partie par un exsudat où
il est impossible de reconnaître la moindre structure. Les masses néoplasiques sont parcourues
par de nombreux vaisseaux. Il est facile de se
convaincre que le néoplasme a débuté simultanément en des points de la rétine très éloignés
les uns des autres, aussi bien au niveau de la
région juxta-papillaire qu'à la partie antérieure
où il forme des masses appliquées contre la
face postérieure du cristallin ; il ne s'agit
pas là d'une propagation du néoplasme par
continuité, puisque, entre ces points éloignés, on
trouve des portions rétiniennes à peu près saines
(*r*, *r*).

A l'inverse du sarcome de la choroïde, qui se
présente le plus souvent comme une tumeur
unique, s'accroissant par continuité, le gliome
débute par des nodules multiples envahissant
simultanément la rétine er des points parfois très
éloignés les uns des autres.

Même tumeur à un plus fort grossissement (oculaire 3, objectif 2). — Sur le point représenté, on
voit à la partie inférieure de la préparation une
petite portion saine de rétine *r*, avec ses couches

de grains externe et interne *gre* et *gri*. A droite

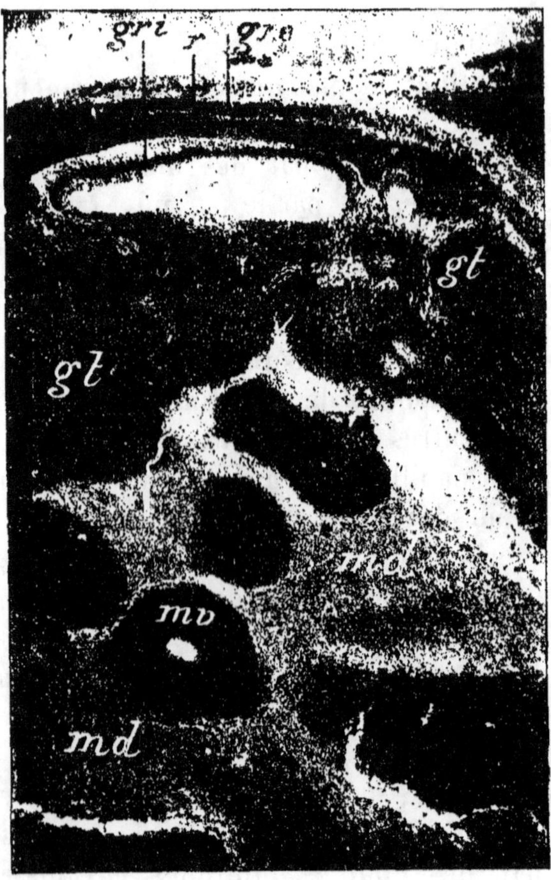

Fig. 10. — Stiassnie : objectif 2 ; oculaire 3.

r, rétine. — *gri*, couche des grains internes. — *gre*, couche des grains externes. — *gt*, gliome. — *mv*, manchons néoplasiques périvasculaires. — *md*, masses néoplasiques dégénérées.

et à gauche de cette portion saine, des masses

néoplasiques *gt*, se développent aux dépens des deux couches de grains.

Les masses néoplasiques sont colorées en bleu foncé par l'hématoxyline; elles sont réparties en zones arrondies au centre desquelles on trouve un vaisseau, manchons périvasculaires (*mv*). Ces manchons tranchent avec la plus grande netteté sur le fond de la préparation colorée en rose par l'éosine et formée de cellules dégénérées (*md*).

Cette disposition en manchons périvasculaires peut se rencontrer, mais beaucoup plus rarement, dans les sarcomes de la choroïde; elle est, au contraire, extrêmement fréquente dans les gliomes de la rétine; on donne à cette forme de tumeur le nom d'angio-glio-sarcome, qui a au moins le mérite de ne rien préjuger sur la nature histologique du gliome. Si l'on s'en rapporte aux descriptions courantes, le gliome de la rétine ne serait pas très différent d'un sarcome à petites cellules, puisqu'il serait constitué par de petites cellules arrondies, à noyau remplissant à lui seul presque tout le corps cellulaire. Mais de récentes recherches de Greeff ont montré que, à côté de ces éléments sarcomateux, on trouve des cellules névrogliques et nerveuses extrêmement nettes.

Sur des coupes colorées par les procédés ordinaires, comme celles que nous représentons ici, il est impossible d'être renseigné sur l'existence de ces éléments névrogliques, et actuellement l'étude d'un gliome de la rétine devrait toujours

être complétée par l'examen de fragments de la
tumeur traités par la méthode de Golgi.

Atrophie tabétique.

Nous donnons ici, d'une part (fig. 11), la coupe
d'un nerf optique normal ; — d'autre part (fig. 12),
la coupe d'un nerf optique atteint d'atrophie
complète, consécutive au tabes (coloration au Van
Gieson).

Sur le nerf optique normal, on voit que la gaine
externe ou durale *gd* est parfaitement circulaire,
séparée de la gaine interne ou pie-mérienne (*gp*)
par les tractus de l'arachnoïde. De cette gaine
piale partent des septa conjonctifs (*t*) colorés en
rose pâle, séparant les uns des autres les faisceaux
nerveux (*f*) colorés en jaune.

Sur le nerf atrophié, ces rapports sont bien
différents.

On est d'abord frappé par les plissements de
la gaine durale, plissements tels qu'elle arrive au
contact de la gaine piale. La gaine piale est très
épaissie. Dans l'intérieur du nerf, les septa conjonctifs sont épaissis, plissés ; les faisceaux
nerveux ont complètement disparu et sont rem-
placés par une masse colorée en jaune pâle,
dans laquelle on ne retrouve plus trace de tissu
nerveux. L'artère et la veine centrale (*a* et *v*) ne
présentent rien d'anormal.

Cette pièce nous montre en même temps combien il est difficile de se prononcer sur l'origine

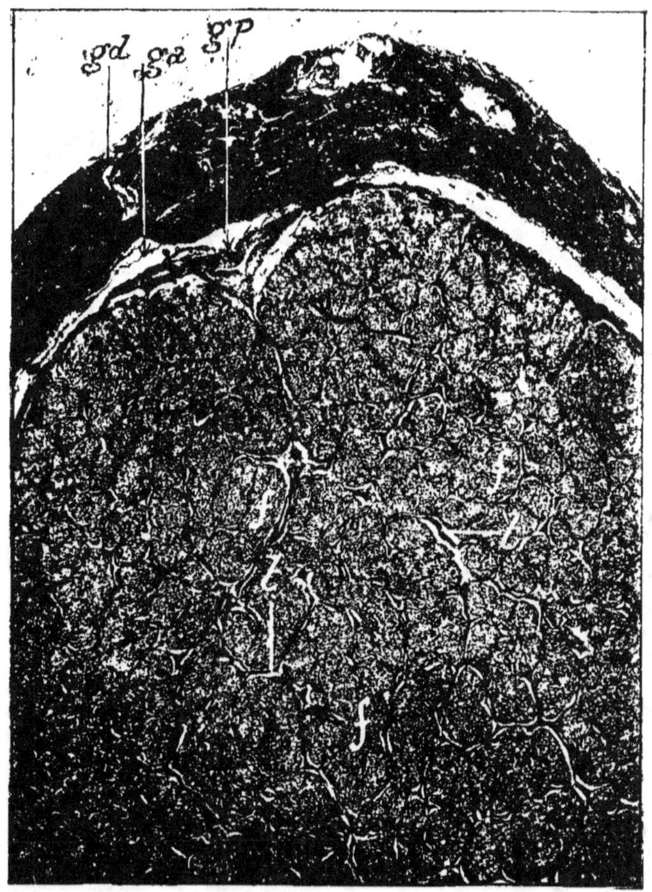

Fig. 11. — Stiassnie : objectif 2 ; oculaire 3.

gd, gaine durale. — *ga*, gaine arachnoïdienne. — *gp*, gaine piale.
f, faisceaux nerveux. — *l*, septa conjonctifs.

d'une atrophie lorsqu'elle est parvenue à un stade
aussi prononcé.

Du tissu interstitiel ou du tissu parenchy-

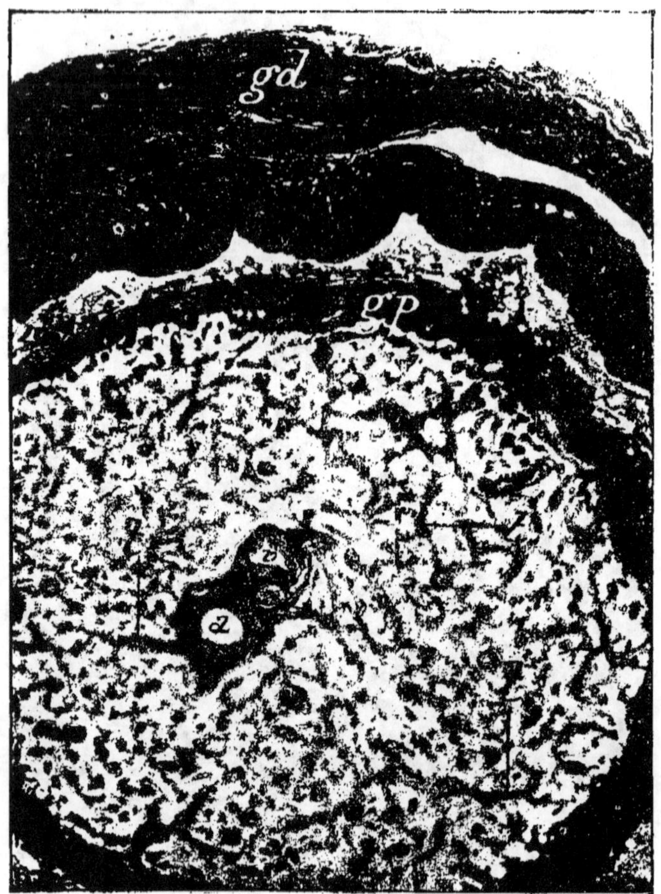

Fig. 12. — Stiassnie : objectif 2 ; oculaire 3.

gd, gaine durale. — *ga*, gaine arachnoïdienne. — *gp*, gaine piale.
l, septa conjonctifs.

mateux, lequel a été le premier en cause ?
Sans doute, on pourrait admettre que le tissu

interstitiel épaissi et scléreux a étouffé les fibres nerveuses.

Mais, comme l'a montré Nuel dans son rapport au Congrès d'ophtalmologie de 1900 sur les névrites optiques, jamais on ne voit les septa conjonctifs entourer complètement le tissu nerveux à la façon d'un anneau.

D'autre part, si, à la suite d'une infection, le tissu parenchymateux s'est atrophié rapidement, n'est-il pas naturel d'admettre que le tissu conjonctif va proliférer dans tous les espaces primitivement occupés par les faisceaux nerveux.

En l'espèce, d'ailleurs, comme l'a dit Nuel, c'est moins une hypertrophie conjonctive qui se produit qu'une hypertrophie névroglique, une gliose fibrillaire extrêmement intense, gliose qu'on ne peut naturellement étudier sur des coupes colorées au Van Gieson, et qu'il faudrait rechercher au moyen de la méthode de Weigert.

Le but de cette rapide discussion est de montrer que, s'il est facile de porter le diagnostic d'atrophie optique, il l'est beaucoup moins d'en indiquer l'origine.

On devra mettre la plus grande réserve avant que de prononcer les mots de névrite interstitielle ou névrite parenchymateuse; sur les nerfs optiques complètement dégénérés que l'on recueille dans les amphithéâtres d'autopsie, ce diagnostic est la plupart du temps impossible.

Dermo-lipome sous-conjonctival.

Il s'agissait d'une tumeur congénitale siégeant à la partie supéro-externe du bulbe, en avant de la glande lacrymale, et enlevée par M. le professeur de Lapersonne chez une jeune fille d'une vingtaine d'années.

Le diagnostic de dermo-lipome fut confirmé par l'examen histologique. Il s'agissait en effet d'une tumeur contenant des éléments épithéliaux et du tissu graisseux.

Au niveau du point examiné, on voit en haut de la préparation la partie superficielle de la tumeur formée d'un stratum épithélial malpighien (*e*) dans lequel on distingue un beau follicule pileux (*fp*).

La couche dermique est infiltrée de cellules embryonnaires.

Au-dessous de cette couche, on rencontre de nombreuses assises de tissu conjonctif dense; au centre de la préparation existent des îlots adipeux (*la*) constitués par des alvéoles transparents dont le contenu a été enlevé en grande partie par les alcools qui ont servi au durcissement de la pièce.

A la partie inférieure de la préparation, le tissu adipeux constitue une couche continue.

En bas et à droite, on distingue la coupe tangentielle du canalicule d'une glande sudoripare (*gs*) contournée en spirale. L'expression de

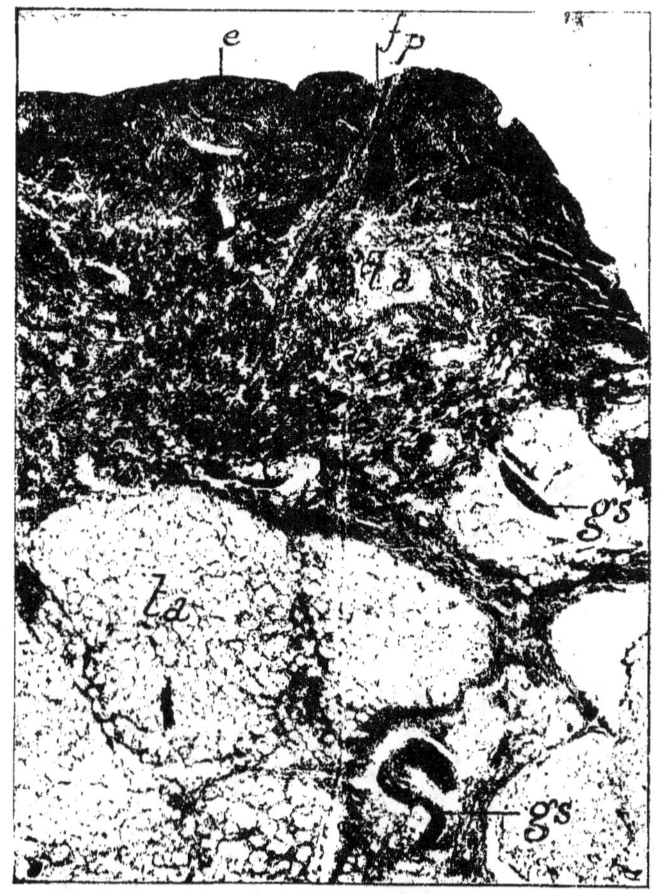

Fig. 13. — Grossissement : 20 diamètres.

e, épithélium malpighien. — *fp*, follicule pileux. — *ta*, tissu adipeux. — *gs*, glande sudoripare.

dermo-lipome, par laquelle on caractérise ces tumeurs, est donc absolument justifiée.

Épithélioma de la paupière.

La tumeur que nous donnons ici s'était déve-

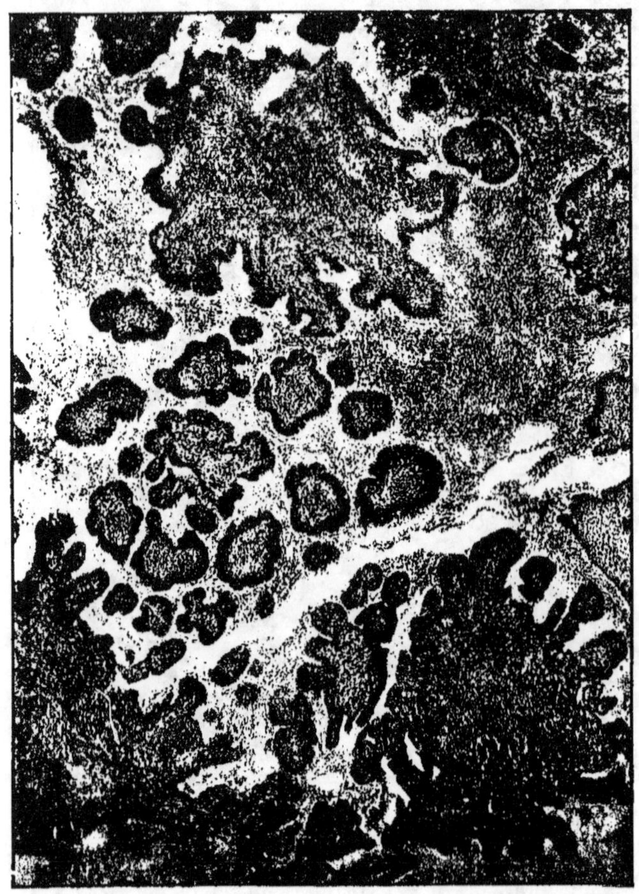

Fig. 14. — Stiassnie : objectif 2 : oculaire 3.

loppée aux dépens du bord libre de la paupière

supérieure chez une petite fille atteinte de xéro-
derma pigmentosum.

Elle nous présente un type très net d'épithé-
liome lobulé; les globes épidermiques sont cependant peu nombreux. Chacun des lobules présente
sur son pourtour une seule rangée de cellules
allongées dont le grand axe est perpendiculaire à
l'axe du boyau; ces cellules prennent la coloration plus fortement que les autres et donnent au
lobule coupé perpendiculairement un aspect
dentelé.

INDEX ALPHABÉTIQUE

6152-02. — CORBEIL. Imprimerie ÉD. CRÉTÉ.